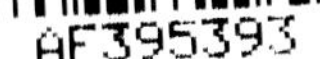

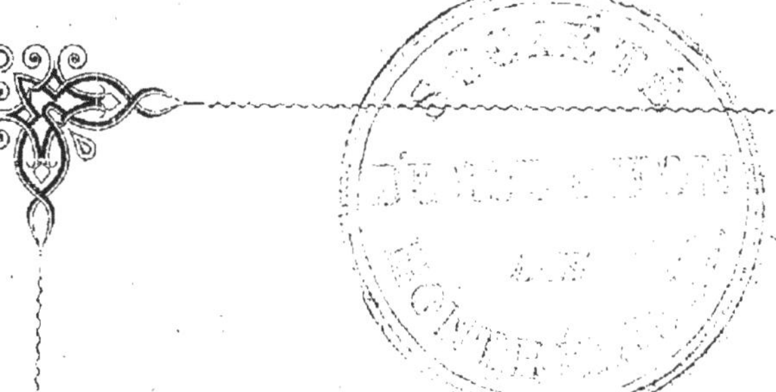
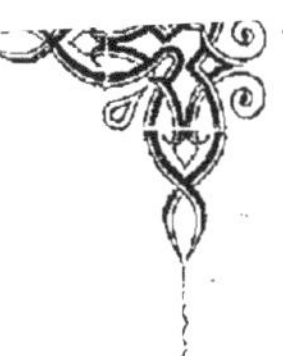

ÉTUDES BALNÉOLOGIQUES

SUR

LES THERMES D'EMS

PAR

LE Dr L. SPENGLER,

MÉDECIN DE CES EAUX,

Conseiller aulique, Membre de l'Academie impériale de Vienne, des Sociétés de
médecine de Munich, Berlin, Berne, Bonn, Dresde, Paris, etc., etc.

TRADUIT DE L'ALLEMAND

PAR

H. KAULA, D. M.

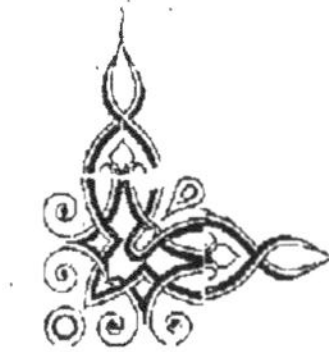

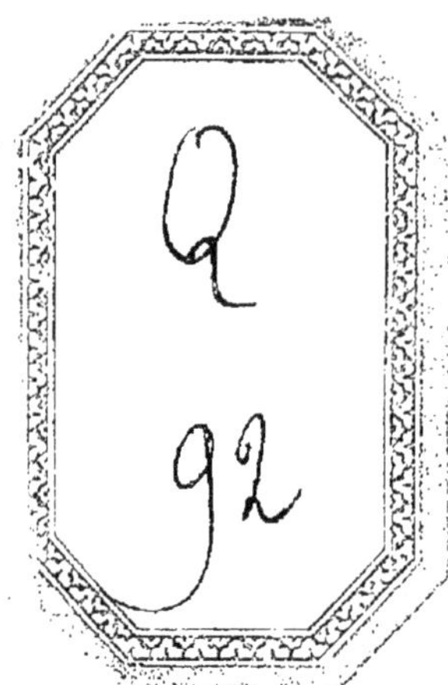

ÉTUDES BALNÉOLOGIQUES

SUR

LES THERMES D'EMS.

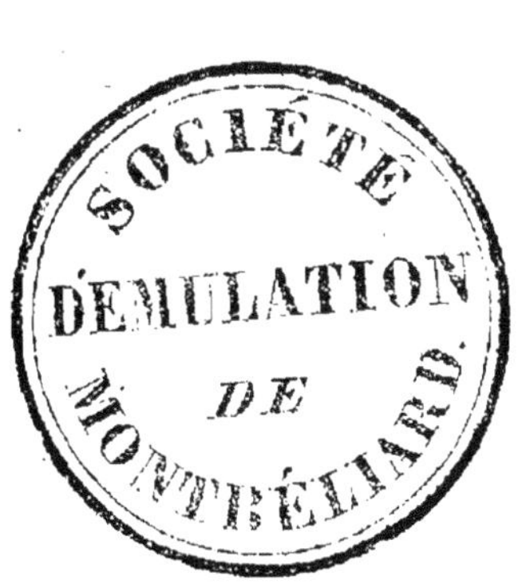

STRASBOURG,
imprimerie de veuve Berger-Levrault.

ÉTUDES BALNÉOLOGIQUES

SUR

LES THERMES D'EMS

PAR

LE Dʳ L. SPENGLER,

Médecin de ces Eaux,

Conseiller aulique, Membre de l'Académie impériale de Vienne, des Sociétés de médecine de Munich, Berlin, Berne, Bonn, Dresde, Paris, etc., etc.

TRADUIT DE L'ALLEMAND

PAR

H. KAULA, D. Mᵈ

STRASBOURG,

Veuve BERGER-LEVRAULT et FILS, libraires, rue des Juifs, 33.

PARIS,	**WIESBADEN,**
chez C. REINWALD, libraire,	chez KREIDEL et NIEDNER,
rue des Saints-Pères, 15.	libraires.

1855.

ÉTUDES BALNÉOLOGIQUES

SUR

LES THERMES D'EMS.

Des vertus curatives des sources thermales d'Ems.

Les balnéologistes commettent trop souvent la faute d'étendre à l'infini le domaine d'action de leurs sources ; il est cependant plus avantageux, pour les médecins autant que pour les malades, de déterminer d'une manière précise les affections auxquelles les sources s'adressent et les conditions spéciales de leur emploi ; mieux vaut une vertu *assurée* dans un petit nombre de cas, qu'une action *incertaine* dans beaucoup de maladies. Loin de prôner nos thermes comme une panacée, mon but est au contraire de circonscrire le nombre des formes morbides appropriées aux eaux d'Ems, et sous ce rapport je préfère trop de sévérité à une exagération trompeuse.

Il est du devoir de tout médecin des Eaux de faciliter dans chaque cas spécial, le choix d'ailleurs si important de la source minérale qui convient; mais ce n'est plus, en venant, suivant l'ancienne méthode, raconter sur les vertus merveilleuses des eaux minérales une foule de jolies choses, aussi anciennes que connues; ou bien en habillant à la moderne les vieilles idées sur l'esprit volatil des sources, sur le mélange si délicat, si intime des éléments des eaux minérales naturelles, sur leur thermalité spéciale, etc. Indiquer avec netteté et précision, et d'une manière empirique, comment chaque source minérale se comporte en présence des divers états morbides auxquels, d'après l'analyse chimique des principes minéralisateurs, on doit supposer que cette eau s'adresse; établir les cas où elle est d'une efficacité bien marquée, ceux où elle n'exerce aucune action, enfin ceux où elle a été nuisible : voilà quelle est la tâche du médecin balnéologiste; alors son travail servira à rectifier et à déterminer *a posteriori*, les indications d'emploi admises jusqu'alors empiriquement pour ces eaux.

Il faut considérer les sources minérales comme des agents thérapeutiques composés, à la connaissance desquels on ne saurait arriver que par l'expérience et l'expérimentation: vaste champ scientifique à exploiter! Quant aux déductions, elles doivent toutes être basées sur les sciences naturelles modernes; grâce à leur principe vivifiant on n'a plus à redouter ces histoires merveilleuses dont fourmille la littérature balnéologique, ni à voir les faits observés défigurés par les longueurs d'un vain clinquant scientifique.

En raison de la prédominance considérable du bicarbonate de soude, les eaux d'Ems appartiennent à la classe des sources *alcalines thermales terreuses* (THERMES NATRONÉS), qu'on boit chaudes depuis + 15 jusqu'à + 39° R. Elles contiennent comme éléments principaux :
De l'acide carbonique ;
Du carbonate de magnésie ;
Du carbonate de chaux ;
Du chlorure de sodium ;
Du chlorure de magnésium ;
Du chlorure de calcium ;
Et une très-petite quantité de sulfate de soude.
Les autres principes sont trop peu importants pour être regardés comme jouissant de propriétés actives.
Ces divers éléments constituants suffisent pour renverser à tout jamais l'ancienne hypothèse d'un *esprit crénique*, et pour faire disparaître tous les autres agents mystiques qu'on supposait exister dans les sources minérales. Les alcalins, et surtout la soude, prédominent dans les eaux d'Ems ; or, en thérapeutique les alcalins sont les agents dont les propriétés présentent, par rapport à leur action curative sur l'organisme, des effets purement chi-

miques [1]. Aussi est-ce la vertu anti-acide et diluante des alcalins en général qui fait la base du mode d'action des thermes d'Ems. Autant ces vertus curatives anti-acides et diluantes sont prononcées, autant il est facile de voir que certaines

---

1. Dans un travail plein d'intérêt sur l'*Absorption dans les bains d'eau minérale d'Ems*, *Deutsche Klinik*, *juin* 1854, l'auteur de cet ouvrage, le Dr SPENGLER qui a expérimenté sur lui-même, s'est proposé de déterminer si les urines deviennent *alcalines*, sous l'influence d'un bain d'eau thermale d'Ems, sans que la moindre quantité d'eau minérale ait été prise en boisson.

Les bains au nombre de *dix* furent pris le matin, 3 heures après un déjeuner très-léger, à la température de $+25$ à $+28$ R, qui fut maintenue constamment égale; leur durée varia de 30 minutes à *une* heure. La peau n'offrait aucune solution de continuité qui permît l'absorption, et on évita soigneusement de laisser arriver l'eau minérale en contact avec les surfaces muqueuses de la face. L'urine examinée avant le bain a donné chaque fois une réaction acide.

Après un bain à $+28$ R. l'urine avait toujours *perdu ses caractères acides et était devenue neutre; jamais elle ne présenta de réaction alcaline.* Au dessous de $+28$ R., les réactions étaient peu prononcées dans l'urine; il semblerait même qu'il ne se fait alors aucune absorption.

Ces modifications dans la composition de l'urine tiennent sans doute à ce que la soude en solution dans l'eau du bain est éliminée par les reins, comme corps étranger, après avoir été absorbée par la surface cutanée. Cette excrétion de la soude se fait très-rapidement; car moins d'une heure après le bain, l'urine est redevenue acide.

ALFTER, qui a expérimenté sur les eaux salines acidules d'*Eyn-*

affections contre lesquelles nos sources s'emploient, sont encore trop inconnues dans leur essence pour que nous puissions leur appliquer les forces médicatrices qu'elles réclament. Nous n'en sommes plus à l'époque où dans les traités

---

hausen a toujours trouvé dans l'urine, après le bain, une augmentation des principes constituants solides, surtout du chlorure de sodium, qu'il suppose avoir été absorbé par la peau.

Dans les eaux d'Ems le chlorure de sodium est après le bicarbonate de soude l'élément minéralisateur le plus abondant; ainsi dans la source du Kesselbrunnen sur une livre d'eau il y a 15,19749 grains de bicarbonate de soude et 7,77055 grains de chlorure de sodium.

M. Durand Fardel (*Gazette médicale, août* 1854, *Lettre sur Vichy*) vient confirmer ces expériences : «La pénétration rapide des principes minéralisateurs ou médicamenteux, circonstance particulièrement importante chez les malades qui ne prennent pas ou prennent à peine d'eau en boisson, est prouvée par la neutralisation ou l'alcalisation de l'urine, qui se peut constater dès le premier bain, et quelquefois après 20 minutes à peine passées dans l'eau.»

Ces faits toutefois ne concordent pas avec les résultats obtenus par Falck; celui-ci, après des bains entiers d'eau chaude ordinaire, n'admet aucune absorption par la peau ou tout au plus une absorption très-insignifiante; de plus il n'a observé alors aucune modification dans les caractères de l'urine.

Mais ces données s'appliquent-elles aussi aux dissolutions salines, voilà ce qu'il s'agit de déterminer par de nouvelles recherches. Quant à une absorption dans les bains d'eau d'Ems, le fait paraît positif.

(Note du traducteur.)

de pharmacologie, de vaines théories prenaient la place des effets physiologiques des divers agents. Les travaux des auteurs récents les plus estimés ont démontré qu'il est possible d'étudier *empiriquement* avec précision et exactitude, les effets physiologiques des agents curatifs, et que la meilleure théorie en thérapeutique se basait sur un empirisme judicieux et raisonné.

Si maintenant, d'après ces données générales, nous considérons les sources thermales d'Ems au point de vue chimique, nous trouverons qu'elles se montrent principalement efficaces dans une seule grande classe d'affections.

De même que les autres moyens thérapeutiques présentent une tendance d'action plus déterminée pour une seule forme morbide, tels que par exemple le mercure contre la syphilis, l'iode contre la scrofule, la quinine contre les fièvres intermittentes, de même aussi les thermes natronés d'Ems possèdent une action spéciale contre les *affections catarrhales chroniques*, sans toutefois que la sphère de leurs propriétés curative se borne complétement à cette classe de maladies; et de même que les médicaments, que nous avons cités, s'administrent encore avec succès dans une foule d'autres cas, de même Ems trouve encore son emploi avantageux dans beaucoup d'autres formes morbides. Je ne saurais donner à cet égard une explication satisfaisante; jusqu'à présent d'ailleurs, cela n'est pas plus facile que d'expliquer l'action du mercure dans la syphilis et celle de la quinine dans la fièvre intermittente.

Toutes les guérisons obtenues à Ems peuvent être ramenées à la classe des *affections catarrhales chroniques*. En se plaçant à ce point de vue, on comprend facilement comment, dans des cas en apparence parfaitement identiques, nos sources se sont montrées tantôt efficaces, et sont restées d'autres fois sans action. L'École symptomatique, on le sait, a élevé tous les symptômes et tous les phénomènes consécutifs des catarrhes au rang d'affections idiopathiques; voilà comment l'asthme, qui trouve sa guérison à Ems quand il est dû à un catarrhe chronique de poitrine, résiste si souvent à l'action des mêmes eaux : c'est qu'alors l'asthme forme le symptôme de maladies qui reposent sur une toute autre base anatomique que le catarrhe de la muqueuse. Aussi, combien les diagnostics anatomiques sont-ils nécessaires!

Les catarrhes sont des hypérémies des muqueuses et de leur appareil folliculaire, avec des modifications dans la nutrition et des altérations dans la sécrétion de ces membranes. Un semblable état devient-il chronique, alors il conduit à des hypertrophies, à des infiltrations du tissu cellulaire sous-muqueux, à la désorganisation et à la dilatation des follicules, à des dépôts de nature épithéliale, à la suppuration, au relâchement du tissu cellulaire sous - muqueux et des faisceaux musculaires, d'où résultent des dilatations passives dans le canal et dans la cavité. Rappelons-nous les extensions anatomiques de la muqueuse, comme elle tapisse partout les organes de la digestion et de la respiration, ses appendices latéraux de la muqueuse auriculaire et oculaire d'une part, et des sinus maxillaires et frontaux de l'autre; comme elle revêt les appareils urinaire et génital, les canaux galactophores et le conduit auditif externe; rappelons-nous les nombreuses sympathies qui existent entre les membranes muqueuses et d'autres organes : alors nous seront expliqués une foule de phénomènes qui sont déterminés par des troubles dans la fonction et dans la sécrétion de ce système.

Dans les affections des muquéuses les parties musculaires, en rapport physiologiquement avec les muqueuses, sont souvent le siége de nombreux mouvements reflexes. Dans l'état de sensibilité où se trouve la muqueuse malade, ces mouvements reflexes se produisent facilement, non-seulement par des influences extérieures, mais encore spontanément; au début de l'affection ils surviennent à de fréquentes reprises, simplement par l'irritation de la partie; plus tard ils arrivent quand il y a accumulation d'une grande quantité d'exsudat, ou quand les hypérémies se répètent. C'est ainsi que toute la constitution peut être entreprise; les catarrhes chroniques de cette espèce sont en général des affections graves qui portent le trouble dans toute l'économie ; il se déclare un malaise général, de l'amaigrissement, de la prostration et des exacerbations dans la soirée. Ces divers phénomènes peuvent figurer une foule de ces formes morbides dont l'ontologie médicale a d'ailleurs tracé le tableau. Peu à peu on négligea tout à fait l'affection locale, et on classa ces maladies dans les rétentions, les blennorrhées, les fièvres rhumatismales, gastriques, idiopathiques, et même dans les affections nerveuses. De là résultèrent de nombreuses méprises et les états morbides, au fond les plus différents, furent envoyés à Ems ; mais les catarrhes chroniques y trouvèrent *seuls* une guérison ; les autres cas, quelle que fût leur grande analogie avec ces derniers, firent perdre complétement à nos thermes leur juste renommée pour la guérison des catarrhes.

Dans certains catarrhes nos sources restent impuissantes, et cela, parce que ces maladies sont incurables. A cette classe appartiennent ces catarrhes qui accompagnent les maladies profondes du sang, l'albuminurie, le scorbut, la syphilis secondaire, la dyscrasie des buveurs, etc. Ces affections se répètent continuellement en raison de la modification chimique que le sang a subi, et Ems n'est plus capable de ramener celui-ci à l'état normal. Nos sources ne se montrent pas plus efficaces contre les catarrhes qui ont leur point de départ dans une affection centrale. Mais une fois que la dyscrasie originelle, que la maladie primitive a disparu, si le catarrhe persiste encore comme affection idiopathique, parce qu'il est devenu une habitude pour l'économie, alors l'emploi des eaux d'Ems est indiqué.

En première ligne des affections catarrhales, curables ici, se placent les *catarrhes de la muqueuse des voies respiratoires ;* Ems leur doit la plus grande part de sa renommée. Les catarrhes aigus négligés, sans aucun fond de dyscrasie, sans altération de structure ou de texture, permettent le pronostic le plus favorable. Mais si des depôts morbides entretiennent l'irritation continuelle de la muqueuse des voies aériennes, le pronostic est moins heureux; quand il y a de la fièvre, nos eaux sont tout à fait contre-indiquées.

D'autres fois, bien que la production des dépôts morbides ait cessé, il persiste un catarrhe chronique comme affection spéciale; les malades continuent à se trouver tout aussi indisposés que lors de l'affection primitive, ils ne parviennent pas à se rétablir, et pour ceux qui les entourent la maladie première dure encore, et fait même des progrès : dans ces cas Ems guérit non pas la maladie primitive, mais l'affection secondaire, elle-même devenue idiopathique par sa longue durée et sa grande intensité. D'une part le travail pathologique ramenait sans cesse la répétition de l'affection catarrhale., et de l'autre le catarrhe déjà si ancien devenait la cause de nouveaux dépôts morbides , et ceux-ci à leur tour, en vertu de la loi des formations analogues, ne tardaient pas à prendre tous les caractères de l'exsudat antérieur. Aussi quand il se rencontre une semblable disposition , on doit apporter le plus grand soin à chaque hypérémie, à chaque catarrhe qui traîne en longueur. En parvenant à guérir ces catarrhes, on arrête en même temps les progrès du procès morbide antérieur, c'est-à-dire, les tubercules. *Nous ne guérissons pas les tubercules, mais nous guérissons le catarrhe chronique, qui accompagne la tuberculisation et qui en favorise le développement.* Ems est tout aussi peu un remède assuré contre les tubercules pulmonaires, que les autres spécifiques vantés à des époques antérieures. Mais quel est le moyen, dont nous puissions dire avec quelque certitude, qu'il est capable de détruire ou de résoudre les dépôts tuberculeux, qu'il est susceptible de faire cesser la dyscrasie , ou qu'il est seulement en état de diminuer ou de cicatriser les cavernes.

Ce que nous disons des tubercules s'applique aussi à l'emphysème, aux dilatations bronchiques, à l'enrouement, à la coqueluche, etc. C'est ainsi que tombent d'elles-mêmes toutes ces affections imaginées par l'école symptomatique et tout ce fatras de dénominations, tant anciennes que modernes, des symptômes et des maladies. En posan un diagnostic anatomique et physiologique précis, on peut bannir tous ces noms auxquels ne se rattache aucune idée déterminée, et qui par cela même ont amené un si grand désordre dans la littérature balnéologique pour laquelle ils constituent un malheur indicible.

La seconde classe des affections catarrhales curables à Ems, comprend les *catarrhes de la muqueuse digestive*. Celle-ci révêt la cavité buccale et la langue, l'arrière-gorge et les canaux salivaires, la cavité du pharynx, tapisse le pharynx, l'estomac et le canal intestinal, les conduits biliaires, la vésicule du fiel et le conduit du pancréas. Il est inutile de rappeler le rôle important que cette muqueuse, qui a reçu la dénomination générale de muqueuse gastro-intestinale, a joué dans la pathologie depuis Broussais; elle est très-fréquemment entreprise, et les affections catarrhales, dont elle est le siége, forment pour les thermes d'Ems un domaine d'action très-important.

Pour ces maladies encore la médecine symptomatique a créé une foule de noms : obstructions abdominales, circulation torpide dans le système de la veine porte, vénosité excessive, pléthore abdominale, hémorroïdes fluentes, cachées, muqueuses, accumulations, indurations, infarctus vrais et faux, amas de mucosités; dyspepsie, etc. En examinant de près ces divers états contre lesquels les sources d'Ems se sont montrées efficaces, on voit qu'ils se rapportent toujours au catarrhe chronique; l'incertitude du succès tient encore ici à l'absence d'un diagnostic anatomique. Les catarrhes chroniques de l'arrière-gorge, de l'estomac, du duonénum, de l'intestin grêle, la typhlite et la colite chronique, le catarrhe chronique du gros intestin, telles sont les maladies, décorées de ces noms mystiques, où l'emploi des eaux d'Ems est indiqué. Sous l'influence d'hypérémies antérieures et d'affections catarrhales répétées le tissu de l'estomac et du canal intestinal s'indure dans sa partie muqueuse, ainsi que le tissu cellulaire sous-muqueux. Or cet épaississement et cette induration, qui donnent lieu à des affections intestinales si diverses, se fondent et se résorbent le mieux par l'action de la soude contenue dans nos sources. C'est sur ce principe que repose la vertu si précieuse de ces eaux d'améliorer l'appétit; on arrête ainsi l'amaigrissement qui accompagne toujours ces états, et sous l'influence de leur emploi on voit disparaître les symptômes pénibles, tels que la céphalalgie, la somnolence, le malaise général, la mauvaise humeur, la disposition hypocondriaque; non pas qu'Ems soit efficace contre l'hypocondrie, mais parce que ses eaux guérissent le catarrhe intestinal chronique.

Les deux organes glandulaires principaux de l'abdomen, le foie et le pancréas, qui versent leurs produits de sécrétion dans le canal intestinal, sont en rapport intime avec ce dernier; la vésicule du fiel, le conduit cholédoque, le canal hépatique et le canal cystique, et même les conduits hépatiques sont tapissés par une muqueuse et, par là, sujets aux affections du système muqueux; aussi les voit-on souvent prendre part aux maladies de la muqueuse intestinale. Nous ne saurions trop fixer l'attention sur ce point, à savoir qu'Ems est un excellent remède dans les maladies du foie qui sont occasionnées par des affections des muqueuses hépatiques. Ces maladies ont pour la plupart un caractère chronique et sont très-souvent provoquées par des affections des organes voisins, par exemple, de l'estomac, et surtout du duodénum et du reste de l'intestin; car la plupart des maladies chroniques intestinales se compliquent de désordres dans le foie. Dans le plus grand nombre de ces affections les carbonates alcalins, et particulièrement le carbonate de soude, se sont montrés d'une grande efficacité. Quant aux formes dans lesquelles Ems donne des succès marqués, c'est dans les inflammations catarhales de la vésicule du fiel et du canal cholédoque commun, affections qu'on rencontre avec un caractère idiopathique, et qui souvent sont amenées par des calculs biliaires ou par une bile trop irritante. Dans ces cas, des eaux natronées qui provoquent la sécrétion biliaire, unies à des bains chauds, seront d'un effet très-avantageux. Nos sources réussissent tout aussi bien dans la polycholie, le foie gras, les calculs biliaires. Dans le foie gras si fréquent, surtout chez les tuberculeux, les eaux d'Ems réussissent, parce qu'elles déterminent une sécrétion biliaire plus abondante; peut-être aussi qu'elles amènent la saponification de la graisse dans le foie.

Nos sources faisant cesser chez les tuberculeux les catarrhes chroniques des voies aériennes et de l'estomac ainsi que l'infiltration graisseuse des cellules hépatiques, on ne saurait nier qu'elles rendent de grands services dans l'affection tuberculeuse; elles améliorent la constitution, relèvent la nutrition, et contribuent ainsi, d'une manière indirecte, à l'arrêt et quelquefois même à la guérison de cette terrible consomption.

La troisième classe des maladies auxquelles Ems convient, comprend les *catarrhes chroniques des voies urinaires et des organes génitaux*. La muqueuse vésicale, parfois aussi celle des uretères et des bassinets des reins, peuvent être le siége d'une blennorrhée; on connaît la fréquence du catarrhe uréthral. Quand ces affections ne sont ni de nature syphilitique, ni d'origine dyscrasique, si les parties ne sont pas encore ulcérées, ces pénibles infirmités trouvent un remède dans l'emploi de nos sources.

Dans cette catégorie se range encore le groupe si nombreux des affections particulières au sexe féminin; *les eaux d'Ems sont indiquées d'une manière toute spéciale contre les maladies des voies utérines*, et nos thermes leur doivent pour leur renommée une part aussi grande qu'aux maladies de poitrine. A la vérité chaque eau minérale revendique plus ou moins pour elle une vertu spécifique contre ce genre d'affections, et l'on doit accorder à chacune d'elles ce qui lui revient sous ce rapport; pour notre part nous chercherons seulement ici à préciser les cas qui reviennent à Ems.

En première ligne nous trouvons ces blennorrhées de la muqueuse des voies génitales, qui ne reposent pas sur une base dyscrasique ou spécifique, et le catarrhe chronique idopathique utérin et vaginal, qu'il ne faut pas confondre avec le catarrhe symptomatique (catarrhe puerpéral, virulent, métastatique et constitutionnel). Ces formes secondaires réclament le traitement de l'affection primitive et disparaissent alors d'elles-mêmes. Mais souvent la secrétion morbide de l'utérus devient tellement habituelle qu'elle persiste encore après que la maladie occasionnelle a été guérie; dans ces cas une cure bien dirigée à Ems donnera des résultats d'autant plus satisfaisants qu'on pourra y joindre un changement complet du genre de vie. On ne saurait croire l'action spéciale que nos sources exercent sur le système utérin; aussi se recommandent-elles là où il s'agit d'augmenter l'état congestionnel, comme il est si souvent nécessaire dans la torpeur de ces parties et dans les cas de sécrétion visqueuse et peu abondante.

La muqueuse utérine se trouve dans les rapports les plus intimes avec le parenchyme de cet organe, de telle sorte que très-souvent, surtout pendant les couches, on voit des maladies du tissu utérin se développer consécutivement à des maladies de la muqueuse utérine. C'est en général à cette époque que remontent les infarctus chroniques de l'utérus, contre lesquels notre douche ascendante naturelle, *la source aux garçons*, offre un moyen des plus efficaces. Sous l'action énergique et continue des fortes douches ascendantes, les indurations les plus considérables disparaissent, et la disménorrhée et l'aménorrhée concomitantes cessent au bout de quelques semaines de leur emploi bien ordonné.

Avec l'établissement de la puberté, l'utérus devient le siége de l'élimination périodique d'un liquide sanguin, occasionnée par une hypérémie de l'ovaire et par la rupture d'un follicule de Graaf. La muqueuse des trompes et de l'utérus participe surtout à cette hypérémie, et c'est ce qui produit la sécrétion sanguine. Ces fonctions présentent alors des troubles nombreux, et les désordres menstruels tiennent surtout aux affections précitées, au catarrhe chronique et aux obstructions de l'utérus. C'est là ce qu'on a appelé les coliques utérines, la dysménorrhée et l'aménorrhée torpides. Lorsqu'ils ne sont pas sous la dépendance de l'anémie ou de l'hydrémie, ces états trouvent dans nos sources un moyen des plus avantageux; c'est alors surtout que les bains chauds et la douche utérine réussissent. Les coliques utérines se présentent encore dans un grand nombre d'affections de l'utérus, notamment dans les fibroïdes, dans les polypes fibreux, dans les changements de configuration de l'organe, etc.; dans toutes ces formes morbides nos bains seront mis en usage avec les meilleurs résultats, mais ils ne constituent que l'auxiliaire important d'un traitement spécial, d'ailleurs indispensable.

Une maladie de l'utérus aussi fréquente que terrible, c'est le cancer; les efforts du médecin doivent tendre à éloigner les violentes douleurs qui enlèvent aux malades le sommeil et les forces. Nos bains exercent ici une action calmante, dont l'effet se continue assez longtemps et l'emporte de beaucoup sur l'opium. Dans ces derniers temps on a observé plusieurs cas de carcinôme de la mamelle où cette action calmante des eaux d'Ems s'est aussi présentée.

Nous ne saurions passer sous silence la grande réputation de nos sources contre la stérilité; mais disons-le de suite, *la source aux garçons*, pas plus que nos autres thermes, ne possède sous ce rapport aucune vertu mystique; seulement en faisant cesser les maladies que nous venons d'indiquer, elles rendent la conception possible.

Telles sont, au point de vue clinique, les maladies qui trouvent leur guérison à Ems.

Il est encore une autre série d'affections pour lesquelles, d'après des considérations chémiatriques, on a recours à ces eaux dans les maladies où il existe un acide, que celui-ci préexiste comme produit morbide, ou qu'il se présente comme cause pathogénique. A cette classe appartiennent les scrofules, la goutte, l'arthralgie, la gravelle et les concrétions urinaires, les hémorrhoïdes : dans toutes ces affections, en introduisant dans l'économie du bicarbonate de soude en abondance, celui-ci se combine avec les principes morbides contenus dans le sang, et rétablit le mélange chimique de ses divers éléments. Malheureusement jusqu'ici personne n'a démontré dans le sang la présence de ces principes nuisibles ; quand même il existerait parfois une réaction acide du sang (Scherer a trouvé de l'acide lactique libre dans un exsudat puerpéral); quand même Verdeil aurait recueilli un acide pulmonique particulier, ces faits sont encore trop isolés pour qu'ils puissent servir à la pratique ; d'ailleurs les liquides de la rate, des muscles, du foie, etc., renferment tous un acide libre. Aussi l'existence d'une diathèse acide dans le sang n'est-elle encore qu'une simple hypothèse, bien que certains résultats thérapeutiques semblent parler en sa faveur.

Mais si nos termes alcalins présentent des avantages contre les scrofules et la goutte, ces vertus ne s'étendent pas à toutes les formes, ni aux cas les plus prononcés ; c'est plutôt comme traitement préparatoire ou consécutif que ces effets salutaires se font sentir. Du reste, examinés avec attention, ces faits rentrent pour la plupart dans la série des cas où le système muqueux était surtout entrepris, c'est-à-dire, dans les catarrhes chroniques.

D'un autre côté, on n'est pas mieux fixé sur l'idée de scrofule que sur le rhumatisme chronique et la goutte; il y a encore tant de vague pour ces états morbides qu'il vaudrait peut-être mieux les bannir momentanément du domaine scientifique. Toutes les explications philosophiques des procès morbides données *a priori*, telles que l'école organo-chimique a essayé de les établir en médecine, toutes ces explications se réduisent à peu près à rien; et cela, parce qu'on se figurait pouvoir rebâtir la médecine d'après des considérations chimiques et subjectives, sans le secours de la physiologie et de l'anatomie pathologique. L'emploi de nos thermes dans les exsudats arthritiques repose sur l'hypothèse de la diathèse urique. Que le suc gastrique soit saturé par leur emploi, et qu'on obtienne de l'urée en solution, on n'en guérira pas plus facilement pour cela un rhumatisme! La principale condition de succès se trouvera toujours dans la diète, l'exercice, le changement du genre de vie. Quant à ce qu'on arrive à dissoudre et ce qu'il est possible de dissoudre, on l'obtient probablement, de la manière la plus facile et la plus innocente pour l'économie, au moyen du premier de tous les agents dissolvants, par l'eau.

Il en est de même pour la production excessive d'urée dans la pierre et la gravelle.

C'est surtout au catarrhe vésical, si fréquent dans les affections calculeuses et si douloureux pour les individus, que les eaux d'Ems conviennent; elles sont entièrement contre-indiquées dans les concrétions composées de phosphates et d'oxalates, parce que sous leur influence il se dépose de nouvelles couches salines, d'où résulte un accroissement du calcul. Ces faits ont cependant encore besoin de nouvelles expériences et de recherches plus précises.

Sous le rapport chémiatrique on ne trouve donc pas de points d'appui suffisants; non pas que nous méconnaissions ou l'importance ou les services de cette méthode d'exploration, la plus propre à établir les rapports entre les éléments constituants des sources minérales et leur mode d'action. Mais ce sont encore là des «*pia desideria*», et c'est à peine si quelques pas ont déjà été faits dans cette voie. Espérons qu'il en résultera de nouvelles lumières pour la balnéologie, si encombrée jusqu'à présent d'incertitudes et d'erreurs!

Les hémorrhoïdes constituent un état morbide très-compliqué, et provenant des affections les plus diverses; aussi donnent-elles lieu à de nombreuses erreurs de diagnostic et de thérapeutique, chacun les considérant à sa manière; ne vaudrait-il pas mieux laisser les hémorrhoïdes à la médecine du vulgaire! Que de fois des affections organiques du cœur ou des valvules ne sont-elles pas la cause de ces états pathologiques qu'on regarde comme de la goutte, comme des hémorrhoïdes, et l'on s'étonne alors que ces maladies s'aggravent à Ems? On voit combien il importe de poser des diagnostics anatomiques, et de ne pas choisir des dénominations auxquelles ne se rattache aucune idée.

Les autres dyscrasies, telles que la diabète, l'hydropisie, la diathèse graisseuse, que l'on a prétendu guérir à Ems, ne guérissent ici que sur papier, et servent seulement à compléter les cadres d'une panacée balnéologique.

Il est encore beaucoup d'autres états pathologiques qui se rétablissent à Ems, aussi bien qu'à d'autres Eaux thermales; ce qui précède nous dispense d'entrer dans des détails, et suffit déjà pour reconnaître les formes morbides auxquelles nos sources s'appliqueront avec fruit.

Bien que j'ai circonscrit, et peut-être même resserré, le domaine d'action des thermes d'Ems, celui-ci reste néanmoins encore très-étendu, et on a l'avantage de posséder des points d'appui plus fixes et plus certains. *Tout le système des membranes muqueuses* dans ses affections idiopathiques, ainsi donc les catarrhes chroniques, sont traités à

Ems avantageusement. Quand un jour l'anatomie pathologique, la physiologie et l'observation clinique marcheront d'un commun accord et remplaceront le mysticisme balnéologique, si souvent et si justement ridiculisé, alors les *Eaux minérales* seront à considérer comme de vastes cliniques physiatriques. Peut-être cette manière d'envisager les eaux minérales au point de vue clinique, ou plutôt anatomo-pathologique, paraîtra-t-il trop exclusif, la chose étant déjà très-difficile dans la pratique des hôpitaux ; mais il est nécessaire de poser en balnéologie des principes très-fixes et très-positifs, afin de rétablir un peu d'ordre dans la littérature hydrologique, où le trop d'attention accordé aux influences pernicieuses, tant constitutionnelles qu'étiologiques, a jeté une foule d'idées vagues et causé d'innombrables méprises. Non pas qu'on doive entièrement négliger ces conditions, ces influences ; mais, je le répète, il faut ici faire plutôt trop que trop peu !

En effet, pour acquérir une valeur médicale, une nouvelle doctrine doit reposer exclusivement sur l'expérience, et pour fixer l'attention, se distinguer par sa précision et sa clarté. Il est donc nécessaire avant tout de poser des diagnostics anatomiques et de connaître parfaitement la chimie thérapeutique, si l'on veut éviter de retomber dans les anciennes erreurs.

La nature même de ce travail m'oblige à rappeler ici bien des faits connus ; mais on ne saurait trop s'élever contre l'abus, déjà ancien, de vanter Ems comme un remède contre toutes les maladies possibles. Cette mode a même été poussée si loin que certains traités spéciaux pourraient parfaitement servir de manuels de thérapeutique spéciale, tellement les cadres sont complets. Les médecins des Eaux ont peut-être vu survenir chez des malades une amélioration ; et comme ils ont rapporté ces effets à l'action de leurs sources, ils n'ont rien eu de plus pressé que de les recommander contre la maladie en question. Mais on sait fort bien aujourd'hui que dans une cure minérale il y a des conditions multiples, de nature diététique, gymnastique, physique et psychique : simples en elles-mêmes, leur concours est des plus efficaces. N'exagérons pas l'action des eaux minérales, et gardons nous de publier des guérisons dans lesquelles la source n'a à revendiquer qu'une très-légère part. C'est là ce qui a causé le grand discrédit de la littérature balnéologique ; du vrai et du positif, telles sont les qualités indispensables à ces sortes d'ouvrages et qui malheureusement leur manquent trop souvent, surtout depuis que la spéculation et la concurrence se sont aussi emparées des Bains. Il ne faut pas non plus déprécier les autres sources par jalousie ou par exagération ; au contraire, en circonscrivant exactement les limites d'action d'une eau, en posant des indications exactes, on augmentera toujours sa valeur et on ajoutera de nouvelles propriétés à ses vertus curatives antérieures.

L'eau est devenue le remède à la mode et il lui est arrivé ce qui arrive à tous ces moyens dont aucun ne remplit les espérances du public. Cependant il n'est au monde aucun agent, aucun remède, qui puisse être plus souvent avantageux que l'eau : *«l'eau est ce qu'il y a de meilleur»* a déjà dit Pindare. Dans ces derniers temps, le mercure avait la vogue ; aujourd'hui on donne la préférence à des moyens mystérieux, à des procédés magiques ; à bientôt les miracles !

J'ai cherché, dans ce chapitre, à préciser autant que possible les limites d'action des eaux thermales d'Ems, afin d'éviter aux médecins des erreurs à la fois désavantageuses pour le malade qui cherche sa guérison autant que pour la réputation des sources elles-mêmes. Mon but sera atteint si j'ai été assez heureux pour présenter plus clairement les divers points de vue sous lesquels on doit considérer ces sources, et pour mieux formuler les conditions de leur emploi.

De l'emploi des eaux d'Ems dans l'emphysème pulmonaire.

La vertu de nos thermes contre les affections chroniques de poitrine est établie d'une manière si positive, et cela depuis des centaines d'années, qu'il nous paraît inutile de nous étendre sur ce point; d'autant plus que, chaque saison, de nombreux malades trouvent ici une guérison ou tout au moins du soulagement à leurs maux. Ces affections chroniques des voies respiratoires étaient confondues autrefois sous les noms « *d'inflammation chronique du parenchyme pulmonaire, de faiblesse de poitrine, de phthisie pulmonaire, de catarrhe de la muqueuse trachéale, de crachement de sang, d'asthme, d'accumulations de mucosités, de consomption, de pituite pulmonaire, de phthisie muqueuse, d'oppression de poitrine,* etc. Toutes ces dénominations, purement ontologiques, ne désignent que des symptômes, qui peuvent se rapporter aux procès morbides les plus divers.

Aussi est-il arrivé souvent que, prenant le symptôme pour la maladie, on a traité ici de la même manière les désordres les plus opposés avec des résultats tantôt heureux, tantôt défavorables. Au milieu d'effets aussi différents , impossible d'établir une indication fixe et positive : on était réduit à porter un jugement *« ex juvantibus et nocentibus.»* Parfois l'état des malades empirait visiblement après l'usage des eaux d'Ems , et , leur cure terminée, ils étaient rapidement enlevés. Cette réputation contre les affections de poitrine, qu'Ems avait su conserver intacte, fut ébranlée par là à tel point, qu'on a même refusé à nos thermes toute espèce de vertu dans les cas de ce genre. Des opinions d'un grand poids s'élevèrent alors contre l'administration de ces eaux dans certaines maladies chroniques de poitrine ; tels sont les travaux suivants : «HELLFT : *Les eaux d'Ems nuisibles dans* «*les tubercules pulmonaires , Casp. Wochenschr. ,* «*1845 , n° 35 ;* — ALBERS : *Roisdorf ou Ems, Med.* «*Corr. Blatt.* n° 13 , 1843 ; — NASSE : *Les malades* «*qui reviennent d'Ems ou de Wiesbaden, Med. Corr.* «*Blatt.* t. 6 ; — *Du manque de bonne foi des ob-* «*servations rapportées dans les ouvrages sur les* «*Eaux minérales,* par le même auteur.»

Pour remédier à cet état de choses et pour relever nos sources d'un discrédit aussi injuste, il est avant tout nécessaire de poser dans les maladies des voies respiratoires des diagnostics exacts, des diagnostics anatomiques, et de préciser les cas où les eaux d'Ems conviennent ; on ne verra pas alors arriver ici des malheureux qui feraient mieux d'attendre chez eux la fin de leurs maux, entourés des

soins de leur famille. Il est positif qu'Ems a procuré
la guérison dans certains cas de tuberculisation,
mais il existe dans la science de nombreux faits de
guérison de tubercules, heureuses exceptions dans
une maladie fatale. (SPENGLER, *Sur le traitement
de la phthisie par le naphte; Neue med. chirurg.
Zeitg.* 1847, n°27. — Le même, *Du traitement des
tubercules pulmonaires par l'urate d'ammoniaque;
Jenaische Annalen,* 1851).

Mais occupons nous de l'emphysème, des conditions qui le produisent et des divers états qu'il
amène à sa suite. Cette affection est souvent dé-
signée comme une phthisie, ce qui donne lieu à de
graves méprises parce qu'on la confond avec la
véritable tuberculisation. Sans l'examen physique
le plus attentif de la poitrine, il est impossible de distinguer les deux maladies; cette exploration est tout à fait indispensable sous le rapport
du pronostic dans l'emploi de nos eaux. «Les guérisons en quelque sorte merveilleuses, dit le D.r
D'IBELL à propos de cette confusion, qui ont été
obtenues ici contre de semblables affections de poitrine, tout en posant Ems comme une panacée dans
les diverses espèces de phthisie, et spécialement dans
la phthisie pulmonaire, ont failli enlever à ces
thermes la réputation qu'ils s'étaient acquise. On
s'est souvent mépris sur l'action de ces eaux, et
après avoir exagéré leur valeur, on est tombé dans un
autre extrême tout aussi faux, en proclamant qu'Ems

n'est nullement un moyen curatif dans les affections de poitrine.»

En s'en tenant seulement à l'analogie extérieure, il est encore d'autres états qui sont continuellement confondus avec l'emphysème. ROKITANSKY, le premier, a établi avec précision les véritables rapports anatomiques de ces affections ; et c'est seulement depuis SKODA qu'il est possible de distinguer l'emphysème du catarrhe bronchique, des dilatations des bronches et des tubercules. On y parvient par l'inspection du thorax, par l'ensemble général de l'habitus, par la percussion et par l'auscultation. Nous n'insisterons pas davantage sur le diagnostic : tous ceux qui se sont occupés de l'exploration physique des malades, savent tout ce que nous pourrions dire sur ce sujet ; dans les cas où le foie est plus refoulé vers en bas, quand le bruit du cœur est plus ou moins caché, et que le cœur lui-même est repoussé vers en bas, les signes tirés de la percussion sont beaucoup plus importants que les données fournies par l'auscultation ; on attachera la même importance aux signes fournis par l'inspection du malade, tels que la conformation particulière du thorax, le développement considérable des muscles pectoraux, des scalènes, des sterno-cléido-mastoïdiens, la position profonde du diaphragme, la cyanose ; les signes que donne l'auscultation n'appartiennent en réalité qu'au catarrhe concomitant ; cependant ils présentent une valeur plus grande que les autres symptômes, tels que la dyspnée, la toux, l'expectoration, les douleurs, l'asthme.

L'emphysème pulmonaire consistant dans une atrophie partielle du poumon, il ne faudrait pas songer à une guérison radicale, à une *restitutio in integrum* de l'organe. De petites portions de poumon atrophiées ne sont pas nécessairement nuisibles pour l'organisme, qui peut s'accommoder de cet état. Le rétablissement parfait de l'organe n'est possible que dans les premiers temps de la maladie; on l'observe très-rarement parce que l'emphysème se développe en général d'une manière si insensible, que son existence échappe facilement à nos moyens d'exploration; la perte d'une portion de poumon est d'ailleurs supportée sans autre inconvénient. Toutefois cette maladie présente aussi différents degrés; une fois qu'ils sont dépassés, le procès morbide trouve dès lors en lui-même la cause de sa persistance. L'anatomie pathologique nous apprend qu'en même temps qu'une portion de poumon s'atrophie, ses vaisseaux s'oblitèrent, ce qui maintient dans le reste de l'organe une hypérémie continuelle qui s'augmente encore sous l'influence des causes nuisibles extérieures. L'atrophie et l'oblitération vasculaire concomitante, à leurs degrés les plus légers, suffisent déjà pour entretenir dans la portion saine du poumon une sécrétion anormale. La marche de l'emphysème est la même que dans la maladie de Bright, où des causes analogues provoquent une hypérémie de la partie encore saine du rein et l'excrétion d'une certaine quantité d'albuminé et de fibrine.

Ce sont précisément les catarrhes provenant des causes les moins apparentes, qui présentent toujours un nouveau danger ; les faire cesser en même temps que leur disposition à se répéter, tel doit être le but de nos efforts: car un tissu atrophié ne peut plus jamais revenir à son intégrité première. Nos sources thermales conviennent parfaitement alors, et des malades dont l'emphysème se sera guéri par le procédé que nous venons d'indiquer (guérison naturellement très-incomplète), peuvent, avec beaucoup de soins et une direction médicale prudente, se conserver encore durant de longues années.

Laennec recommande déjà les alcalins contre le catarrhe qui accompagne l'emphysème. Une autre condition importante pour le succès, c'est de placer les malades dans une atmosphère pure, libre de tout principe vicié, effet qu'on obtient déjà par le simple échange de l'air de la ville contre celui de la campagne. On cherchera aussi à augmenter par des moyens artificiels les contractions dans les parois des cellules pulmonaires: l'air excitant des montagnes convient dans ce but. Enfin, on n'oubliera pas que tous ces malades souffrent plus ou moins d'obstructions abdominales, par suite des troubles survenus dans l'appareil circulatoire.

Les thermes natronés d'Ems suffisent à ces diverses indications, et cela dans une contrée aussi salubre que pittoresque, où l'atmosphère n'est jamais violemment agitée, où les variations de température ne sont jamais brusques.

Le *catarrhe sec de* LAENNEC ou l'*asthme humide des* ANGLAIS qui accompagne sans cesse l'emphysème et qui est la cause de la dyspnée, réclame toujours l'emploi des alcalins, parmi lesquels on donne surtout la préférence au bicarbonate de soude, le principe prédominant de nos sources. En effet, ce sel diminue la dyspnée en même temps qu'il détermine l'expectoration et qu'il calme l'irritabilité des nerfs bronchiques. Le carbonate de soude est, au moins en partie, repris dans le sang, et comme cette substance joue un grand rôle dans l'économie animale, son augmentation dans le sang est d'une haute importance, surtout pour l'acte de la respiration, parce qu'il est une des bases de l'acide carbonique du sang. Or, chez les sujets emphysémateux, le sang subit une oxydation incomplète par suite de causes mécaniques; il se fait une stase au-devant du ventricule droit qui s'engorge, d'où résulte une hypertrophie excentrique du cœur droit, des stases dans tout le système veineux, une hématose incomplète, de la cyanose. L'emphysème s'observe principalement sur des sujets avancés en âge; il est alors toujours lié à une bronchite et à une bronchorrée; pour ma part, je n'ai jamais rencontré *d'asthme sénile* sans ces symptômes.

Une cure à Ems est des plus avantageuses pour ces malades, et c'est en faisant cesser les accidents thoraciques et en rétablissant l'activité de la peau, comme nous le verrons plus loin, que nos thermes se sont acquis la réputation de rajeunir leurs hôtes.

Dans tous ces cas, les diverses sources minérales acidules alcalines seront mises en usage avec succès; les eaux d'Ems, qui remplissent en outre toutes les conditions accessoires, se placent ici au premier rang, comme le remarque déjà KREYSIG: seulement pour juger de l'effet d'un bain, il ne faut pas que les confrères y envoient leurs cas incurables, afin de ne plus les avoir sur les bras, pendant quelque temps au moins.

De l'emploi des eaux d'Ems dans les maladies de la peau.

Tous les Traités sur Ems font mention des bons effets de ces eaux dans les maladies de la peau.

WINTER D'ANDERNACH vantait déjà, en 1565, Ems dans les ulcères anciens, etc., et ETSCHENREUTER (1580) rapporte «que les bains d'Ems amènent au dehors les flèches, balles et autres corps étrangers qui ont séjourné longtemps dans la peau; que ces eaux rouvrent les anciens ulcères et les vieux apostèmes mal guéris, les détergent, en déterminent la réunion et les recouvrent d'une membrane; qu'elles guérissent la gale et autres impuretés de la peau.»

Le passage suivant est extrait de THURNEISEN (1612) : «Les eaux d'Ems, prises en bains, sont utiles dans les impuretés de la peau, l'érysipèle, les rhagades, les brides, les plaies anciennes et dans toute espèce de sanies.»

WEIGEL, qui prônait ces Eaux (1627), traite dans son chap. XLV de la gale, et comprend sous ce titre un grand nombre de maladies de la peau qui guérissent par les bains d'Ems; telles sont, d'une part, les plaies ouvertes et les ulcères, et de l'autre les affections qui tiennent à une humeur pituiteuse, hydropique, trop âcre et pourrie. «Notre bain d'Ems, écrivait HORST en 1680, est aussi très-avantageux contre les vieilles plaies, les tumeurs, les excroissances, les surfaces en suppuration, la vermine, la gale, les impuretés de la peau.»

«L'eau d'Ems, dit GRAMBS (1732) sert avec fruit dans toutes les sortes de gale, dans l'anthrax, les plaies anciennes et fistuleuses, dans les divers exanthèmes de la face, dans les taches hépatiques, etc.» FORELL (1769) vante ces eaux contre les maladies du sang et des humeurs, telles que la gale, les éruptions et les dartres, la miliaire scorbutique, dans les plaies et ulcères, etc., et il appelle Ems un moyen très-énergique. Suivant BRÜCKMANN (1772) ces bains seront indiqués dans tous les désordres provenant d'une augmentation ou d'une diminution dans la sécrétion et l'excrétion cutanée; telles sont les différentes sortes de pustules, la miliaire scorbutique, toutes les éruptions et pustules du visage, les démangeaisons de la peau, les diverses espèces de gale, les dartres, les taches hépatiques, les trajets fistuleux sanieux. CARTHEUSER (1781) trouve l'emploi de nos thermes parfaitement approprié aux éruptions des scorbuts et des gales. *Un ouvrage français sur les Eaux minérales* de l'année 1787, place en première ligne des affections curables à Ems, toutes les maladies de la peau, celles qui proviennent de l'âcreté ou de l'inflammation du sang, ou d'une suppression de transpiration, telles que la gale, les démangeaisons, boutons, érysipèle, scorbut, etc. M. G. THILENIUS (1789) recommande ces eaux contre la gale, les dartres, les âcretés scorbutiques tenant à des obstructions intestinales, contre les ulcères rongeants fistuleux.

H. C. THILENIUS (1816) leur fait guérir la gale, les dartres, et beaucoup d'autres exanthèmes rebelles, principalement ces pustules cuivrées, mamelonnées, ichoreuses des joues et du front, qui détériorent les plus beaux visages et les teints les plus frais, ainsi que les ulcères anciens, phagédéniques, fistuleux, qui menacent de passer au cancer.

«Dans les conditions favorables, dit VOGLER (1821), on obtient par l'emploi des eaux d'Ems la guérison des affections cutanées : on doit surtout y envoyer les malades chez lesquels l'usage des eaux sulfureuses, à peu près général dans ces cas, est contre-indiqué par des conditions corporelles particulières, telles qu'une disposition à des hémorragies. » DIEL (1825) fait remarquer la vertu admirable de nos thermes contre les divers ulcères. DÖHRING (1838) range les éruptions chroniques et les ulcères de la peau parmi les affections curables ici, surtout lorsque ces accidents constituent les symptômes extérieurs d'une dyscrasie scrophuleuse ou dartreuse, et qu'ils ne présentent pas encore le caractère d'une affection idiopathique de la peau.

«De même que les degrés avancés de la scrofule, dit FRANQUE (1841), et ses formes ulcéreuses ne conviennent pas pour les eaux d'Ems, de même en général ces thermes ne possèdent pas une action assez énergique pour les maladies cutanées sécrétantes, ulcéreuses, profondes. A Ems on ne peut combattre avec un succès assuré que les exanthèmes secs, à desquammation furfuracée, qui sont liés à des désordres dans les sécrétions utérines, à des troubles dans le système de la veine porte, à des affections abdominales, à la production d'acides, comme cela a lieu surtout dans les dartres abdominales.» DÖHRING (1844 et 1852) parle de bons résultats que donnent nos sources «dans les maladies cutanées chroniques (impétigineuses), mais seulement quand elles proviennent d'une composition dyscrasique du sang, qui peut être corrigée par les eaux ; elles obtiennent un succès constant dans les maladies cutanées scrofuleuses et dans les dartres hémorroïdales. Mais si après la destruction et l'extinction de son foyer, la maladie cutanée impétigineuse s'est établie sur la peau comme indépendante de celui-là et comme véritable parasite, alors il est inutile de combattre cette affection par les eaux d'Ems ; on peut bien en obtenir une amélioration momentanée, mais elle n'est pas de durée.» (*Les eaux thermales d'Ems* par le D.ʳ DÖHRING. *Ems*, 1852.)

Ces citations empruntées à des ouvrages, tant anciens que modernes, suffisent pour témoigner qu'à toutes les époques on a traité et guéri par les eaux d'Ems les différentes maladies de la peau. Mais ces données se contredisent, ou bien elles sont trop vagues pour qu'on puisse en tirer une conclusion précise sur l'emploi de nos Bains.

C'est surtout dans ces derniers temps qu'on a étudié les affections cutanées et qu'on a reconnu que la peau pouvait être affectée idiopathiquement. L'école de Vienne, en cherchant une base anatomique à toutes les maladies, et surtout les travaux D'HEBRA, ont démontré que les exanthèmes sont des affections particulières de la peau, tout aussi bien, par exemple, qu'une pneumonie constitue une maladie du poumon. Aussi la thérapeutique des maladies cutanées a-t-elle subi un changement complet. La peau, en tant que l'organe extérieur du corps humain, est accessible dans tous ses points; les remèdes peuvent y être appliqués directement, et pénétrer immédiatement la partie malade. Aussi emploie-t-on principalement maintenant des remèdes externes, comme j'ai cherché à le démontrer dans divers travaux (Dr SPENGLER : 1.º *Du traitement abortif de l'érysipèle par le collodion., Deutsche Klinik,* 1850, N.º 36 ; — 2.º *Du collodion contre l'érysipèle, ibid.,* 1851, N.º 6 ; — 3.º *Du traitement abortif de l'érysipèle par le collodion, ibid.,* 1852, N.º 8 ; — 4.º *Du collodion contre les maladies de la peau, Neue med. chir. Ztg.,* 1850, N.º 28, et 1851, N.º 9 ; —

5.º *De la Teinture d'hellébore blanc contre le Pi-tryiasis versicolor, ibid., 1851, N.º 16, etc.).*

Parmi ces moyens externes, ce sont surtout les bains et les divers modes d'application de l'eau qu'on met en usage avec les meilleurs résultats; de plus, entre les diverses sources minérales qui passent pour altérantes, les eaux alcalines se sont montrées les plus efficaces contre les maladies de la peau: il en est ici comme dans la pratique ordinaire, où les alcalins sont donnés *intus et extra* dans ces affections. On se guidera à cet égard d'après la réaction acide du contenu des vésicules, ou de la sécrétion qui se fait sur la surface cutanée intéressée, ou bien encore d'après l'existence d'une diathèse goutteuse, favorable à la production de principes acides, etc. Les alcalins agissent avec énergie sur la crase du sang et diminuent les proportions de sa fibrine; ainsi s'explique l'action altérante favorable qui suit leur administration; localement ils agissent sur les téguments cutanés; ils irritent d'une manière altérante le tissu cellulaire sous-cutané; ils exercent une action dissolvante, saponifiante sur l'épiderme: de là aussi leur succès dans les maladies chroniques de la peau avec épaississement, hypertrophie des couches de l'épiderme et du tissu cellulaire souscutané.

Nous allons maintenant passer en revue les différentes maladies de la peau auxquelles les eaux d'Ems conviennent en général:

1) *Érysipèle habituel.* L'érysipèle habituel reconnaît diverses causes : tantôt il est occasionné par une irritabilité excessive de la peau ; ainsi par exemple, après un érysipèle inflammatoire ou œdémateux la tuméfaction persistant encore assez long-temps, elle finit par dégénérer en une véritable induration et hypertrophie du tissu cellulaire sous-cutané ; tantôt l'affection est unie étiologiquement à des désordres intérieurs, surtout à des maladies du foie, à des troubles divers du côté de l'appareil digestif ; chez les vieillards à un état général de faiblesse. L'exanthème, dans ces cas, présente une marche plus lente ; la desquammation a lieu par de petites lamelles ; la santé ne se rétablit que petit à petit. Mais les accidents du côté de la digestion ne tardent pas à reparaître, et après un temps plus ou moins long survient un second accès, qui est suivi lui-même à diverses reprises d'accidents analogues.

Dans la première de ces formes il persiste encore, après l'érysipèle, une tuméfaction qui tend à rendre la maladie habituelle : alors l'emploi des thermes d'Ems, en bains, produira les plus heureux effets, surtout si en même temps on fait boire ces eaux ainsi que du petit-lait. Dans la seconde espèce de ces érysipèles habituels, il est nécessaire de combattre la maladie originelle, et il importe de mettre à profit les intervalles des paroxysmes pour empêcher le retour des accidents. Tant que l'affection n'a pas encore amené de désorganisation des tissus, une saison à Ems, unie à une cure de petit-lait, est parfaitement indiquée; et si tous les cas de ce genre ne guérissent pas ici, c'est que cela n'est plus possible; toutefois nos eaux natronées procureront du soulagement, surtout si les malades, de retour chez eux, ont la précaution de continuer le régime des bains. Enfin pour ce qui regarde la troisième espèce de ces érysipèles, Ems donnera de bons effets en régularisant les fonctions digestives et en guérissant ces catarrhes latents de la poitrine ou de l'abdomen, si fréquents chez les vieillards; aussi accorde-t-on à nos eaux le vertu de rajeunir.

2) *Zoster*. Cette forme morbide consiste dans une éruption vésiculeuse qui commence dans un point quelconque de la colonne vertébrale, embrasse toute une moitié du corps en avant, et se termine plus bas, tout en suivant le trajet des nerfs qui partent du point d'origine correspondant du dos. Les vésicules se déssèchent et forment une croûte lamelleuse. Les récidives ne sont pas rares. Parfois après la chute des croûtes, la peau ou les parties profondes restent le siége d'un sentiment d'ardeur ou de démangeaisons insupportables. Cette incommodité se prolonge des semaines et des mois, et se montre très-rebelle chez les sujets dont la constitution est sous l'empire de quelque dyscrasie; ces points peuvent même s'ulcérer: ce sont là les cas de Zoster chronique. Ems est aussi avantageux dans

ces récidives que dans l'érysipèle; les deux états tiennent d'ailleurs à un procès morbide érysipélateux.

3) *Pemphigus chronique.* Tantôt quelques endroits isolés du corps, et principalement les extrémités, tantôt plusieurs parties à la fois, ou bien même la peau tout entière, présentent des taches rondes, isolées, rouges, par-dessus lesquelles l'épiderme se soulève en vésicules ou en pustules, qui occupent rapidement une étendue considérable. Il existe en même temps des démangeaisons et de la cuisson. Ces vésicules sont douloureuses, surtout la nuit; elles contiennent un liquide à réaction acide ou neutre, se rompent de bonne heure et laissent après elles des excoriations ou des ulcérations; elles continuent souvent à se produire avec diverses oscillations durant des années, et elles exercent une grande influence sur l'état général de l'économie. D'ordinaire l'exanthème se présente à tous ses degrés, parce qu'il se produit sans cesse de nouvelles tumeurs, qui finissent par amener le marasme et l'hydropisie. Le pemphigus affecte de préférence les vieillards et intéresse d'habitude les membranes muqueuses; il survient parfois des symptômes d'urodyalise; il est indiqué alors d'exciter la sécrétion des reins par des eaux alcalines, et de provoquer l'activité de la peau par des bains alcalins, afin de modifier sa disposition pathologique. Ems remplit tous ces effets, et cette maladie, aussi

pénible que grave, trouve dans nos sources un remède, dont Cazenave atteste aussi l'heureux emploi.

4) *Seborrhoë*. Cette affection consiste dans une augmentation de la sécrétion sébacée des glandes de ce nom, et varie suivant que cette sécrétion arrive ou non à la surface de la peau, et suivant qu'elle reste liquide ou qu'elle devient solide. Ces accumulations de sebum se font surtout fréquemment à l'époque de la puberté, parce qu'à cette période de la vie le système pileux acquiert plus de développement, et parce que l'augmentation que le poil a subie dans son diamètre, met obstacle à la libre excrétion de la matière sébacée. Il en résulte souvent des efflorescences mamelonnées, des nodosités rouges, qui s'indurent, se couvrent de petites écailles et qui présentent l'aspect de follicules isolés infiltrés; lorsqu'un grand nombre de ces follicules sont plus rapprochés, ils forment des surfaces rouges, mamelonnées; plus tard ce sont de véritables tubercules rouges, indurés, ou des boutons pustuleux suppurants. Les bains alcalins d'Ems combattent heureusement cette affection, comme Moore Neligan l'avait déjà constaté, en rétablissant dans son état normal la peau frappée d'atonie générale. On y joindra avec fruit l'usage de nos eaux en boisson; Undervood, du reste, a déjà recommandé les carbonates alcalins dans ces cas-là, surtout chez les femmes, au moment de l'âge critique.

5) *Urticaire chronique.* L'urticaire chronique est susceptible de se prolonger des mois et des années, en revenant et en disparaissant tour à tour. L'éruption tend en général alors à reparaître la nuit avec les démangeaisons les plus violentes. Chez certains individus, les récidives de l'urticaire ont lieu après chaque trouble du côté des voies digestives; une indigestion suffit pour ramener les accidents. La persistance de cette incommodité peut faire perdre le sommeil et le repos, au point qu'il se déclare un état maladif secondaire de tout l'organisme avec irritation des membranes muqueuses, amaigrissement, etc. Souvent les accès d'urticaire s'accompagnent de phénomènes d'angoisses et même d'étouffements. Dans quelques cas, rares d'ailleurs, on voit une affection des membranes muqueuses alterner avec la maladie cutanée. On a aussi observé que lorsque l'exanthème disparaissait de la surface cutanée, il survenait un gonflement de la muqueuse buccale: ALIBERT, entre autres, cite un fait de ce genre, et suivant ELLIOTSON, la langue et l'arrière-gorge sont souvent alors tellement gonflées, que le malade respire et avale avec difficulté.

Dans le traitement, il faut avant tout prendre en considération les complications gastriques; et malgré cela, bien souvent les efforts du médecin échouent. Par une saison à Ems convenablement dirigée, par une cure de petit-lait, un régime sévère, beauconp d'exercices de corps, etc., on débarrassera les malades de ce sentiment d'anxiété, si pénible pour eux, et de ces démangeaisons insupportables, et même on pourra obtenir des guérisons complètes.

6) *Eczema chronique.* Cet exanthème vésiculeux est très-fréquent; il consiste, à son début, dans de petites vésicules entourées d'une auréole rouge, reposant sur des tissus normaux non infiltrés, ou bien dont la base rouge et indurée fournit une exsudation de gouttelettes semblables à l'eau. Quelques différences que présentent d'ailleurs les diverses formes d'eczema, elles offrent toutes cependant ce caractère fondamental. On distingue aussi une forme aiguë et une forme chronique. L'eczema chronique est une des maladies les plus opiniâtres et les plus pénibles; il s'étend à de grandes surfaces, affecte les enfants comme les adultes, et n'épargne aucune partie du corps. Quand l'exanthème envahit le cuir chevelu, il en résulte à la longue un *trichoma spurium*; se localise-t-il à la face, alors on a le *porrigo larvalis*; aux extrémités il constitue les *fluxions acrimonieuses* des anciens auteurs. L'infiltration de la peau devient parfois tellement considérable, qu'on pourrait confondre ces cas avec un éléphantiasis ou une ichthyose. Tous ces eczemas, comme le fait remarquer VIRCHOW, ont une grande ressemblance avec les maladies des membranes muqueuses; cette analogie est surtout sensible sur la conjonc-

tive. Aussi les bains alcalins, et spécialement les eaux d'Ems, en douches et en bains, conviennent-ils parfaitement à ces sortes de maux; DEVERGIE vante dans ces cas l'efficacité des bains de carbonate de soude.

Après la guérison d'un eczema, quelque rapide qu'elle ait été, jamais on n'a vu survenir une de ces métastases qu'on redoutait tant autrefois. Nous rappellerons à ce propos que récemment encore, le Prof. HEBRA déclarait que depuis *dix années* il avait en vain cherché, ainsi que HAMERNJK, par tous les moyens possibles, à obtenir la rétrocession d'un exanthème, afin de produire une métastase et que jamais ils n'avaient réussi. Dans l'étiologie de l'eczema, comme dans la plupart des maladies cutanées chroniques, la pathologie humorale jouait un grand rôle avec ses idées de vénosité, d'obstruction, de pituite, d'infarctus, d'impuretés, de vices, etc. Toutes les maladies, tous les symptômes devaient céder à l'action de la méthode évacuante, dès que le mal pouvait le moins du monde être rapporté à une altération intestinale ou dyscratique; on devait encore recourir à ces moyens, lorsqu'on voulait ouvrir une *porta malorum* à des évacuations critiques par en bas, par la muqueuse génitale, par les reins.

7) Parmi les affections papuleuses, c'est surtout le *lichen chronique* qui est combattu avec fruit par nos bains alcalins.

Ems a de tout temps été renommé pour guérir les démangeaisons à la peau; tous les ouvrages, tant anciens que modernes, sont unanimes à cet égard. Ainsi Tabernæmontanus écrivait déjà, en 1593 : « Les sources d'Ems font passer aussi les démangeaisons à la peau, les dartres, les érythèmes», et d'Ibell (1851) vante surtout ces eaux contre le prurit de la vulve, purement nerveux. Les démangeaisons à la peau se rencontrent dans un grand ·nombre de maladies cutanées, telles que le lichen, l'eczema, le prurigo; elles accompagnent surtout les éruptions papuleuses dans lesquelles il existe constamment une vive démangeaison.

Le lichen consiste dans de petites élevures rouges, garnies d'une écaille au sommet, qui se reproduisent à plusieurs reprises et envahissent souvent toute la peau. Enfin, celle-ci s'altère, elle se fendille et prend une teinte brunâtre; les démangeaisons et la cuisson persistent; les élevures et les écailles augmentent, la peau paraît couverte de poussière; ces démangeaisons incessantes, ces récidives continuelles, ces longues insomnies, finissent par amener le trouble dans toute l'économie. La maladie se prolonge souvent pendant plusieurs années avec des rémissions et des exacerbations; elle acquiert alors de la ressemblance avec le psoriasis, confusion qu'il importe cependant d'éviter. Les causes du lichen sont encore obscures; on accuse les affections morales déprimantes, les écarts de régime, les excès de spiritueux, une irritabilité particulière de la peau; sous les Tropiques, le lichen est général. Nos thermes alcalins remplissent toutes les conditions pour le traitement du lichen chronique. Dans des cas très-anciens, RAYER se loue déjà des pommades et des bains alcalins; ALIBERT préférait les alcalins à tous les autres remèdes; et CAZENAVE regarde le carbonate de soude comme tellement spécifique dans le lichen chronique, qu'il a donné une formule spéciale pour la composition des bains alcalins artificiels. On ne saurait nier leur utilité dans le lichen et même dans le prurigo, où ils procurent parfois une amélioration momentanée. Mais une guérison de prurigo est chose rare; les plus habiles échouent souvent dans ces cas, qui résistent aux traitements par les eaux alcalines, par l'eau froide, par l'arsenic, etc. Les démangeaisons de la peau, qu'Ems guérit, appartiennent au lichen, qui se distingue du prurigo : 1.º par les élevures rouges dans le lichen; dans le prurigo elles offrent la même coloration que la peau, et laissent écouler par les grattages une grande quantité de sérosité; 2.º par le gonflement des ganglions de la partie supérieure et interne de la cuisse, qui simulent un bubon, ce symptôme est constant dans le prurigo. La présence de l'acarus fournit un indice pathognomonique irrécusable pour distinguer le prurigo de la gale ; ni le prurigo, ni la gale n'appartiennent thérapeutiquement à Ems.

Chez les vieillards, qui sont d'ailleurs sujets aux affections chroniques de la peau, cet organe est le siége d'une espèce de démangeaisons qui a reçu le nom de *prurigo sénile*, et qui est en partie une variété de lichen, s'accompagnant d'ordinaire de phénomènes gastriques. Les sujets déjà âgés présentent souvent de ces affections cutanées qui tiennent à des désordres du côté de l'activité de la peau, ce qui met obstacle aux fonctions de la vie végétative. Ces malades s'en retournent d'ici *rajeunis*, et doivent à nos sources encore de longues années de vie; car aucun moyen ne ranime plus efficacement ces feux prêts à s'éteindre qu'une cure complète à Ems, surtout si un traitement préparatoire de quelques semaines a déjà eu lieu à Schlangenbad.

Malgré les avantages qu'on peut retirer de l'emploi de nos sources dans le traitement des exanthèmes chroniques, il ne faut cependant pas s'exagérer leur valeur thérapeutique. J'insiste sur ces propriétés curatives d'Ems dans les affections cutanées, parce que nos bains, dont l'action est à la fois altérante et douce, conviennent parfaitement aux cas où un traitement énergique est moins indiqué. Dans les divers Traités sur Ems qui ont paru jusqu'à ce jour, c'est à peine si ces eaux ont été considérées sous ce point de vue; cependant dans ces der-

nières années, je me suis convaincu, à de fréquentes reprises, qu'il était possible d'obtenir par
l'emploi de nos Eaux natronées la guérison d'exanthèmes chroniques, antérieurement rebelles à de
nombreux traitements généraux ou locaux. (SPENG-
LER, *Des effets des eaux d'Ems dans les maladies
de la peau. Med. Ztg. Russlands*, 1852, N.º 6.)

Une poussée plus énergique, une recrudescence
momentanée de l'affection, qui surviennent pendant l'emploi de nos bains, doivent être regardés
comme un symptôme de bon augure. Cette exacer-
bation passagère est suivie ordinairement de la
disparition rapide et durable de l'exanthème, sans
que l'organisme en éprouve la moindre incommodité.

De la douche ascendante naturelle d'Ems.

La célèbre source d'Ems, dite *source aux garçons*, n'est autre chose qu'un jet d'eau naturel alimenté par une de nos sources thermales, qui vient se déverser dans un bassin de bains. D'un robinet de métal adapté au fond de ce bassin, jaillit, à 3 pieds à peu près de hauteur, sans le secours d'aucune force mécanique, un filet d'eau d'environ 5 lignes de diamètre.

Cette source fournit, en 24 heures, 957 pieds cubes d'eau : sa chaleur spécifique $= 1,0043$; son poids spécifique à $+ 12$ cent. $= 1,0032$. Quant à sa composition chimique, elle est la même que celle des autres sources d'Ems ; 1 livre d'eau (7680 grains) évaporée à 100 cent., laisse un résidu de 21,402 grains.

Bien que les premiers Traités et les plus anciennes monographies sur Ems ne fassent pas mention de la *source aux garçons*, depuis longtemps cependant elle est employée avec succès contre certaines maladies des organes sexuels féminins. La crédulité du vulgaire, l'esprit de spéculation et le charlatanisme ont attribué à ses eaux une vertu particulière contre la stérilité, de sorte qu'on a employé et qu'on emploie souvent encore, sans aucune direction, ce moyen d'ailleurs très-énergique. Voilà comment il est arrivé que cette douche ascendante a produit de mauvais effets tant au physique qu'au moral; voilà pourquoi dans certains traités sur Ems, on lui refuse toute espèce de vertu : on ne voyait pas dans quels cas l'emploi de cette source pourrait être avantageux. Aussi la *source aux garçons* était-elle tombée dans un complet discrédit.

Dans ces derniers temps, les douches utérines chaudes ont été remises particulièrement en honneur dans la gynécologie; notre *source aux garçons*, qui déjà longtemps auparavant avait été employée comme douche ascendante, reprit dès lors ses droits. [1]

La douche utérine est une des acquisitions les plus importantes de la gynécologie; or, si l'on considère que les eaux d'Ems exercent une action spéciale sur le système utérin ainsi qu'une influence directe sur la menstruation, qui devient alors plus abondante et dont le sang est plus fluide, on comprendra facilement qu'une douche avec des eaux dont les principes constituants sont aussi riches que les nôtres, sera bien plus énergique et plus utile contre les désordres du système génital de la femme.

---

1. Voyez, à ce sujet, le travail que j'ai publié dans l'*Allgem. med. Central-Zeitung.*, n° 45.　　　(Note de l'auteur.)

D'un autre côté, dans les affections de l'utérus telles que l'induration, l'engorgement, il n'y a rien de plus efficace que les moyens locaux, comme l'ont surtout recommandé les professeurs Chiari de Vienne et Simpson d'Édimbourg; mon savant ami Kiwisch, dont la science déplore encore la perte prématurée, partageait aussi cette pratique.

Au point de vue général, la douche utérine thermale d'Ems détermine chez la plupart des sujets une congestion considérable vers les organes pelviens, en même temps que le ramollissement et la tuméfaction des parties affectées; cette action varie du reste suivant le degré d'irritabilité des malades. Lorsque celles-ci sont très-excitables, la sécrétion utérine augmente chez elles après une forte douche, et souvent même les produits deviennent promptement sanguinolents; si, au contraire, la constitution des sujets présente le caractère torpide, alors elles n'accusent au commencement qu'un sentiment de malaise et de pesanteur dans la région pelvienne.

Au lieu de cette action excitante qu'elle exerce lorsque la congestion vers l'utérus est insuffisante ou tend à diminuer, dans un grand nombre de dysménorrhées et de coliques utérines notre douche utérine agit en diminuant l'irritation qui accompagne les états névralgiques.

Nous allons maintenant poser quelques indications plus spéciales, sans nous arrêter à la propriété que possède cette source de provoquer et d'activer les douleurs de l'enfantement.

1) *Aménorrhée torpide*, qui n'est pas occasionnée par une hydrémie.

Les eaux d'Ems ne conviennent pas dans toutes les aménorrhées; il importe donc de bien reconnaître à quelle forme de cette affection on aura à faire. L'aménorrhée tient-elle à un défaut de développement général de tout le corps, ou à une crase du sang? est-elle consécutive à une hydrémie (anémie, spanémie)? a-t-elle pris naissance à la suite de procès morbides qui ont fortement intéressé la vie végétative? reconnaît-elle pour cause le développement incomplet ou l'absence partielle des organes génitaux, ou leur évolution précoce: dans tous ces cas on devra s'abstenir de l'emploi de nos thermes natronés. Mais si l'aménorrhée est occasionnée par un état de pléthore, alors une cure à Ems remplira les indications voulues. L'usage suffisamment prolongé de ces eaux donne au sang le degré de fluidité nécessaire; en même temps qu'un régime convenable, l'exercice en plein air, l'usage du petit-lait, l'emploi des bains chauds déterminent une congestion vers l'utérus. Notre douche utérine se montre surtout efficace dans ces cas; elle est le moyen le plus propre pour amener l'utérus à un état de sécrétion.

Quand l'aménorrhée tient à une innervation insuffisante de l'appareil sexuel, comme cela s'observe après des excès vénériens, après les couches, chez les femmes stériles (cas qui offrent parfois une grande ressemblance avec l'impuissance virile), etc., le système nerveux est ordinairement le siége d'une torpeur générale : l'excitation locale des organes génitaux est alors d'une grande importance, et on comprend que dans ces conditions notre douche naturelle sera à même de rendre les services les plus signalés.

2) *Menstruation transposée*, où, par suite de la suppression des règles, le sang se fait jour par un autre organe.

Le traitement de l'aménorrhée secondaire (suppression des règles) doit tendre avant tout à rétablir la menstruation. Le froid, les impressions nerveuses, les écarts de régime, etc., telles sont les principales influences extérieures nuisibles. Par suite de cette ménostase, il se déclare vers la tête, les poumons, etc., des phénomènes de congestion qui peuvent aller jusqu'à des hémorrhagies nasales, pulmonaires, gastriques, intestinales; s'il existe dans l'économie quelque partie en souffrance, on voit le mal s'aggraver, en même temps qu'il survient de nombreux accidents nerveux et surtout des coliques. Il est très-difficile de se prononcer sur les causes de ces divers phénomènes, car l'aménorrhée reconnaît tout aussi souvent pour cause une autre maladie. Quand les circonstances le permettront, on s'arrangera de manière à commencer le traitement à l'époque habituelle des règles. Dans la forme chronique il est essentiel d'éloigner les causes occasionnelles.

C'est encore la douche ascendante qui rendra les meilleurs services dans ces cas; tout en produisant une dérivation salutaire sur l'utérus, elle provoque aussi une abondante diaphorèse générale, qui, si elle est entretenue par un séjour au lit, amène toujours du soulagement et de l'amélioration, principalement dans les violentes coliques utérines.

Lorsque l'aménorrhée est occasionnée par une sécrétion supplémentaire qui s'établit dans un ou plusieurs organes (telles sont, par exemple, des hémorragies périodiques régulières, de grandes surfaces opérées en suppuration, des brûlures, des ulcères, etc.) on cherchera à provoquer énergiquement une sécrétion vers l'utérus. A cet effet on ne saurait trouver de moyen plus efficace que notre douche thermale, qui déjà souvent dans ces conditions a fourni les résultats les plus favorables, surtout si on y joint des pédiluves, des bains de vapeurs et des lavements. Lorsque l'activité métastatique a persisté pendant longtemps, qu'on ne s'attende pas à obtenir du premier coup des effets complets; il faut au contraire persévérer quelque temps avec ce traitement, et même après la guérison, il est encore nécessaire de surveiller avec la plus grande attention les époques cataméniales.

Les accidents métastatiques diminueront à mesure que l'excitation augmentera du côté de l'utérus. D'ailleurs, dans les affections chroniques des muqueuses et dans les vastes surfaces en suppuration nous avons déjà vu ce qu'on est en droit d'attendre de nos sources.

3) *Engorgement et induration chroniques de l'utérus.*

L'emploi des eaux d'Ems, associé à l'usage de la douche thermale, procurera les plus heureux effets, lorsque l'engorgement et l'induration chroniques sont liés à une aménorrhée, à une dysménorrhée, ou à une menstruation plus abondante : il n'est aucun autre moyen qui amène aussi rapidement et à un degré aussi prononcé le ramollissement du tissu induré. Une fois les phénomènes de congestion dissipés dans les tissus malades, plus les parties indurées sont anémiques, plus il importe d'accroître l'activité circulatoire de l'utérus, afin d'activer ainsi la transformation des points affectés.

L'administration énergique et prolongée de notre douche constitue encore un moyen local des plus efficaces. Plus la constitution est torpide, l'induration considérable, la dysménorrhée ou l'aménorrhée rebelle, plus il faut élever la température de la douche et la force du jet d'eau.

Dans les affections étendues et profondes, la

douche doit souvent être administrée journelle-
ment pendant de nombreuses semaines, avant d'arriver au but, et cela, toujours au prix d'une longue
patience de la part des malades et du médecin.

Comme traitement consécutif dans les cas de ce
genre, on pourra recourir à l'usage prolongé de
l'iodure de potassium, avec des purgatifs répétés à
intervalles. S'il survient un état chlorotique, l'iodure
et le carbonate de fer mériteront la préférence; les
eaux ferrugineuses de Schwalbach conviennent
parfaitement à ces malades; très-fréquemment une
saison aux bains de mer est même encore nécessaire.
Dans l'induration chronique, chez les sujets à constitution torpide, l'alimentation sera en même
temps riche et légèrement excitante; le grand air,
l'exercice, une humeur gaie, formeront autant d'u-
tiles auxiliaires qui favorisent de la manière la plus
heureuse la transformation complète de tous les ma-
tériaux nuisibles et des tissus affectés.

4) Dysménorrhée névralgique et coliques utérines.

Ici encore notre douche utérine trouve son application avec des résultats aussi prompts que satisfaisants; le sentiment de bien-être et de soulagement qui suit son emploi est tellement général,
que les malades se soumettent volontiers à ce moyen
et en réclament spontanément l'administration. La
dysménorrhée nerveuse, dont nous voulons surtout parler, est toujours l'expression d'une innervation défectueuse, avec les phénomènes anor-

maux les plus variés dans la motilité et la sensibilité. Les accidents surviennent habituellement avant l'apparition des règles. La douche utérine thermale produit alors les effets les plus rapides, sous le rapport du soulagement et de l'afflux sanguin.

Dans la forme congestionnelle, quand une fluxion évidente vers les organes du bassin ou de l'abdomen met obstacle à la sécrétion cataméniale, on aura aussi recours à la douche thermale comme à un moyen d'un succès presque certain. Si au contraire il existe une excitation vasculaire générale avec un afflux du sang vers des organes éloignés, ou s'il se déclare une tendance à l'inflammation, alors la douche utérine est contre-indiquée. L'usage régulier de nos eaux, en boisson et en bains, forme dans les deux cas un traitement préventif très à recommander dans l'intervalle entre les périodes menstruelles ; c'est d'ailleurs la meilleure manière de faire cesser le catarrhe chronique utérin, qui accompagne généralement ces formes morbides, ainsi que la disposition hystérique du système nerveux et les engorgements.

Les vices de conformation et les diverses affections de l'utérus produisent encore la dysménorrhée ; dans les infarctus chroniques, les fibroïdes, les déviations, les inflexions, les inflammations, les rétrécissements du col utérin, dans les cancers, etc., on observe les dysménorrhées les plus douloureuses et les plus rebelles. Quand on ne peut pas remonter à la cause essentielle et attaquer le mal dans sa racine, on est réduit à la médecine des symptômes. Le traitement à préférer, surtout chez les malades douées d'une grande sensibilité, c'est encore une cure à Ems, en y joignant l'usage des bains chauds qui donnent des résultats très-favorables, et dans les cas appropriés, l'emploi de la douche thermale.

Là douche utérine est contre-indiquée dans toutes les formes de métrorrhagie active, dans les états inflammatoires, le ramollissement, le relâchement du tissu utérin et la grossesse : on se rappelle la propriété que possède la *Bubenquelle* d'exciter les douleurs de l'enfantement. Tous les cas ne veulent pas non plus le même degré de chaleur ; pour répondre à ces besoins, à ma demande on a établi deux douches ascendantes avec de l'eau thermale d'Ems, où l'on peut graduer à volonté la hauteur et la force du jet ainsi que la température de l'eau. L'une de ces douches est située dans l'aile supérieure de l'ancien Curhaus, et l'autre dans le nouvel Établissement de bains.

5) *Blennorhées de l'utérus.*

Avant tout alors il s'agit de reconnaître l'état anatomique de l'utérus ; la douche utérine thermale sera seulement employée quand on aura en vue d'augmenter l'état congestionnel de l'utérus, comme cela est souvent nécessaire dans l'aménorrhée et la blennorrhée métastatique, chez les chlorotiques, dans l'induration atonique, et dans les cas de sécrétion visqueuse et peu abondante. Les blennorrhées primitive de l'utérus manifestent leur influence fâcheuse sur tout l'organisme ; aussi la plupart du temps est-il nécessaire, outre la médication locale, de recourir à un traitement général, qu'on modifiera d'ailleurs suivant les conditions particulières de la constitution. L'action à la fois excitante et résolutive de nos sources, en modifiant profondément l'économie entière, permet de porter un pronostic heureux, du moins pour les formes primitives de cette affection aussi pénible que repoussante pour les malades.

Quant aux douches ordinaires des parties génitales externes, autrement dit aux injections vaginales, elles peuvent tout au plus remplacer au besoin la douche utérine, bien qu'on doive y recourir dans un grand nombre d'affections des organes sexuels chez la femme. On peut, à la vérité, dans la pratique ordinaire administrer ces douches avec de l'eau chaude et remplir ainsi jusqu'à un certain point quelques indications ; mais, outre l'insuffisance des appareils, ne voit-on pas tout ce que la présence des principes minéralisateurs que renferment nos sources, doit encore ajouter de propriétés au moyen en lui-même, sans parler de l'influence des bains chauds d'eau thermale, de ces eaux prises en boisson, du climat d'Ems, de la pureté de l'air, etc., nombreuses conditions qui concourront à amener dans l'économie cette modification profonde et salutaire qu'il faut obtenir.

Toutes ces maladies, comme on le sait, mettent obstacle à la conception ; en les guérissant, Ems est donc à même quelquefois de faire cesser la stérilité ; le même résultat a aussi été obtenu en administrant nos eaux en bains et en boisson ; néanmoins notre douche utérine naturelle, la *source aux garçons*, n'en reste pas moins un moyen aussi énergique que difficile à remplacer.

Que de fois n'a-t-on pas conseillé, comme remède à la stérilité, la dilatation de l'orifice utérin, avec ou sans le secours de l'instrument tranchant ; car l'étroitesse du museau de tanche, qu'elle soit de nature organique ou spasmodique, est une cause fréquente de stérilité. Mieux vaut, dans ces conditions, recourir à la douche utérine naturelle, dont nous connaissons maintenant toute la valeur et l'importance.

De l'emploi des eaux d'Ems dans les maladies du foie.

«Ems est un Carlsbad, plus léger et plus doux.»
KREYSIG.

Les Eaux alcalines thermales de Carlsbad ont en quelque sorte accaparé la renommée de panacée dans les maladies du foie, surtout depuis que des cancers de cet organe constatés, il est vrai, par OPOLZER, ont trouvé une guérison à ces sources; depuis qu'on a publié des faits très-remarquables d'affections chroniques du foie et de la vésicule biliaire, tels que des hypérémies, des stases de bile, des ictères, etc., où Carlsbad a prouvé la vertu des ses eaux contre les désordres de cette nature. Ces heureux effets sont dus aux sels alcalins et aux sels neutres que ces sources renferment en abondance, et qui les font rentrer dans la classe des agents résolutifs et purgatifs.

Loin de prétendre à une rivalité entre nos sources et Carlsbad, je désire seulement constater et bien faire connaître que les thermes natronés d'Ems constituent aussi un remède très-énergique contres certaines affections du foie. Malheu-

reusement ces maladies, quoique très-fréquentes,
sont encore si peu connues que le diagnostic en
est très-difficile ; souvent on ne peut le poser que
d'une manière générale, ou d'après les symptômes
observés; que de fois ne faut-il pas se contenter
d'un diagnostic approximatif, auquel on parvient par
exclusion et par probabilité ; d'autres fois on n'arrive à rien du tout. Mais, ce qui est positif, ce qui
est généralement admis et recommandé tant au
point de vue théorique que pratique, c'est que dans
les différentes maladies du foie les eaux minérales
sont très à recommander. Aussi les médecins des
eaux doivent-ils chercher à indiquer et à préciser,
aussi soigneusement que possible, les formes morbides auxquelles telle ou telle source minérale convient, afin d'éviter ces erreurs et ces déceptions
qui accompagnent si fréquemment l'arrivée des
malades dans un bain. Laissons à Carlsbad cette
haute et puissante action contre certains désordres
hépatiques, et rappelons-nous seulement le passage de KREYSIG, qui sert d'épigraphe à ce chapitre,
alors il nous sera aussi permis de revendiquer pour
Ems des propriétés analogues.

Nous allons maintenant examiner avec quelques
détails les diverses maladies du foie, dans lesquelles on devra donner la préférence à Ems, comme
je l'ai déjà fait dans un travail publié antérieurement. *(Wiener Med. Zeit. 1852, N.º 43.)*

Il est surtout deux propriétés de nos sources qui

doivent être prises ici en considération au point de vue thérapeutique :

1.º Leur action générale contre les catarrhes chroniques.

2.º La quantité de bicarbonate de soude qu'elles renferment.

L'effet principal des eaux d'Ems, prises en bains et en boisson, c'est d'amener la guérison des affectious catarrhales chroniques, que celles-ci siégent sur la muqueuse des organes respiratoires ou digestifs, urinaires ou génitaux, comme nous l'avons vu dans les chapitres précédents. C'est encore de cette manière que se guérissent ici les catarrhes ou inflammations chroniques de la muqueuse de l'estomac ou de l'intestin grêle : mais que de fois ne s'y joint-il pas des affections du foie !

L'hypérémie s'étend très-souvent du duodénum sur la continuation immédiate de la muqueuse qui rêvet le canal cholédoque. Dans les cas légers, la maladie rêvet un caractère catarrhal ; quand elle est plus intense, elle devient une véritable inflammation de la muqueuse avec production d'exsudat. La vésicule biliaire, le conduit hépatique commun, les canaux hépatique et cystique, et même les canalicules biliaires, sont tapissés par une muqueuse ou du moins par une membrane analogue aux muqueuses ; tous ces organes sont par conséquent soumis à toutes les maladies du système muqueux, et celles-ci, par suite de l'influence réciproque des

maladies du foie, paraissent susceptibles de s'é-
tendre au parenchyme hépatique. Nous avons donc
dans le foie les mêmes conditions anatomiques que
dans l'estomac et le duodénum; la muqueuse de
l'appareil biliaire, au point de vue hystologique,
ne diffère en rien des autres muqueuses : aussi est-
elle sujette aux mêmes maladies; et puisque Ems
guérit les affections catarrhales chroniques de toutes les autres muqueuses, ses vertus curatives
doivent s'étendre aux mêmes désordres dans l'appareil biliaire.

Malgré la fréquence des affections de la vésicule
et des conduits biliaires il est d'ordinaire très-difficile de poser un daignostic précis, vu l'impossi-
bilité d'arriver jusqu'à l'organe malade, et en
raison du peu d'étendue de sa fonction, de plus,
dans les maladies du foie les symptômes présentent
tous, plus ou moins, ce double caractère. Malgré
cela, l'étude attentive de toutes les conditions où
ces diverses affections apparaissent, conduit à une
certitude de diagnostic, dont les travaux de BUDD,
de SCHUH, d'OPPOLZER, d'HENOCH sont le plus sûr
garant.

La cause prochaine de la plupart des maladies de
la vésicule et des conduits de la bile tient certainement au passage de produits doués de qualités
irritantes, ou à une irritation mécanique occasionnée
par des cholélithes. D'un autre côté un catarrhe,
une inflammation de la vésicule biliaire déterminent

une foule de modifications de structure, telles que l'épaississement, l'ulcération, la dilatation de la vésicule biliaire au point qu'elle fait saillie sous forme de tumeur, l'oblitération d'un conduit biliaire, d'où résultent les accidents les plus divers.

Parmi les désordres que les fièvres rémittentes laissent à leur suite, plusieurs observateurs ont noté l'inflammation chronique de la vésicule et des conduits de la bile ;

C'est ainsi que BLANC, dans son travail sur la fièvre à l'île de *Walcheren*, rapporte que la muqueuse de la vésicule biliaire était très-souvent enflammée et ulcérée ; on trouvait d'ordinaire la vésicule distendue par une bile, qui n'avait pas de saveur amère et qui donnait une coloration jaune sans addition d'eau, mais tellement âcre que portée sur les lèvres elle y déterminait des excoriations ;

A l'autopsie des sujets morts de la fièvre à *Sierra Leone*, BOYLE a presque toujours trouvé des traces d'inflammation dans la portion pylorique de l'estomac ; ces désordres s'étendaient le long du duodénum jusqu'à l'embouchure du canal cystique ; le canal cholédoque était généralement obstrué par une bile visqueuse et de couleur foncée ;

Dans l'épidémie de fièvre jaune, qui régna à *Barcelonne* en 1821, on a souvent rencontré les traces d'une inflammation de la vésicule biliaire ;

Chez nous, l'ulcération de la vésicule biliaire est

encore assez souvent le résultat d'une irritation occasionnée par des calculs biliaires, ou bien elle tient à une sécrétion biliaire de nature pathologique.

Pendant la fièvre typhoïde il se déclare parfois une inflammation suppurative de la muqueuse de la vésicule biliaire. LOUIS a rapporté plusieurs faits de de ce genre : la muqueuse s'épaissit et il survient d'autres affections consécutives. On observe les mêmes phénomènes après le choléra et certaines maladies graves.

Quand l'inflammation et le gonflement sont peu prononcés dans le principe, ces symptômes passent souvent inaperçus en raison de leur innocuité. Mais si les conduits de la bile sont affectés, si le canal cholédoque s'enflamme et s'obstrue, si l'écoulement de la bile est arrêté, alors il se déclare de la douleur dans la région de la vésicule biliaire, des nausées, des vomissements, de l'ictère; si l'inflammation devient assez intense pour que le canal cholédoque soit entièrement fermé, alors la douleur est circonscrite dans un petit espace correspondant à la position de ce canal; bientôt arrive un ictère, la vésicule biliaire prend un développement considérable et présente une tumeur mobile, pyriforme, douloureuse, située sous les fausses côtes.

L'ictère spasmodique des auteurs reconnaît d'ordinaire pour cause un catarrhe des canaux de la bile; il en résulte facilement l'obstruction de ces conduits par le gonflement de la muqueuse et par la sécrétion de mucosités visqueuses. L'*hépatalgie*, si souvent invoquée autrefois, appartient presque tout entière à cette catégorie; car dans ces derniers temps les névroses essentielles du foie sont devenues très-douteuses.

La plupart des maladies des canaux biliaires, dont nous avons parlé dans ce chapitre, pouvant se rapporter à un vice dans la composition de la bile, on est donc raisonnablement en droit d'attendre les meilleurs effets des moyens thérapeutiques, qui sont en état de modifier favorablement cette sécrétion dans sa qualité : les eaux d'Ems se placent encore ici au premier rang. Par l'absorption d'une forte quantité d'eau, les qualités de la sécrétion biliaire sont augmentées, non-seulement par rapport à la proportion d'eau, mais encore dans ses éléments solides constituants. Après l'ingestiou de l'eau en boisson, cette bile devient plus riche que la bile normale en principes aqueux; mais en même temps le foie sécrète des parties solides en plus grande abondance qu'ordinairement (BIDDER, SCHMIDT, NASSE); de plus on retrouve le carbonate de soude dans la bile.

Les préparations de soude sont réputées, à juste titre, comme d'excellents cholagogues, surtout lorsqu'on y joint l'usage de nos eaux, tant à l'extérieur qu'à l'intérieur. Des considérations physiologiques nous permettraient déjà de présumer qu'Ems se montrera principalement efficace dans les inflammations catarrhales des conduits de la bile. La soude, qui constitue un des principes de la bile, est séparée facilement par le foie ; elle rend les mucosités des conduits biliaires moins visqueuses, et agit probablement ici de la même manière que dans le catarrhe pulmonaire, où depuis longtemps déjà les alcalins sont employés comme expectorants.

Après les affections catarrhales, il est encore d'autres maladies de l'appareil biliaire, où nos sources se recommandent par leur richesse en bicarbonate de soude.

Telles sont les *calculs biliaires*, dans le traitement desquels il y a *trois* indications à remplir :

1) Soulager la douleur et diminuer la violence des crampes, pendant que les calculs franchissent les canaux biliaires ;

2) Dissoudre les calculs qui restent dans la vésicule biliaire ;

3) Empêcher la formation de nouveaux calculs.

Depuis PROUT on satisfait à la première de ces conditions en faisant boire en abondance de l'eau natronée chaude ; on y joint l'usage des bains de soude. Le sel alcalin fait cesser les accidents causés par les acides de l'estomac, tandis que l'eau chaude agit immédiatement sur le siége de la douleur.

Quant au second point, ici encore les alcalins jouent un grand rôle, et leur efficacité s'explique par la facilité avec laquelle se dissolvent les combinaisons de la cholestérine avec la soude et la potasse.

Il paraît peu probable qu'on puisse encore arriver à dissoudre les calculs déjà formés dans la vésicule biliaire.

La troisième condition est la plus difficile à remplir. Tout obstacle à l'élimination de la bile dispose aux cholélithes : or ces obstacles sont dus en général à un catarrhe des conduits biliaires, à leur rétrécissement, à leur oblitération. Nous avons déjà vu l'efficacité des eaux d'Ems dans les cas de ce genre.

Les purgatifs, associés aux bains chauds, viennent en seconde ligne dans le traitement. Mais si les individus sont amaigris et faibles, il sera prudent de ne pas recourir à des moyens violents; on donnera la préférence aux carbonates alcalins, si utiles, en bains et en boisson, dans les affections chroniques de la sécrétion biliaire.

Quant aux désordres que présente la sécrétion biliaire relativement à sa quantité, on observe surtout une sécrétion biliaire excessive chez les individus qui se trouvent soumis pour la première fois aux influences des pays chauds, par exemple, chez les Européens qui vont aux Indes. Dans nos contrées ces accidents se présentent sur des sujets qui auront mené une vie molle, indolente; ces malades sont affectés d'un état bilieux, qui s'annonce par un sentiment de plénitude et de pesanteur dans la région du foie, par une teinte ictérique de la peau, du malaise, une diarrhée bilieuse, de la céphalalgie, une langue chargée, une urine trouble. Cette disposition générale de l'économie a reçu le nom d'*état bilieux*, de *dyspepsie bilieuse*, de *saburre biliaire*, de *polycholie*, d'*atrabile*, de *flux biliaire*. Quand ces conditions se prolongent, alors les malades présentent une grande faiblesse; ils deviennent maussades, irritables, hypochondriaques, et maigrissent considérablement.

Bien que nous ignorions encore les modifications chimiques que subit cette bile anormale, nous savons cependant que l'usage abondant de l'eau natronée d'Ems, en boisson et en bains, est alors d'un grand avantage, et qu'en y associant, par intervalles, les purgatifs salins, on obtient des guérisons durables. La bile n'a été trouvée acide qu'un très-petit nombre de fois; quelques autopsies où elle a présenté ces réactions (BUDD, SOLON, SCHARLAU, GORUP-BESANEZ, LEHMANN), et le caractère particulier qu'offrent sous ce rapport les fièvres épidémiques de l'île de Walchern (WILLIAM), tous ces faits sont encore trop peu nombreux pour servir de base à une thérapeutique rationnelle.

Une autre affection hépatique très-fréquente, c'est le *foie gras* ou l'*infiltration graisseuse du foie.* Cette transformation se rencontre chez les sujets soumis à une alimentation trop riche ou trop abondante, chez les tuberculeux, et très-souvent chez des individus qui, tout en menant une vie molle, font un usage considérable d'aliments gras et de spiritueux, surtout de bière forte.

Le foie subit aussi fréquemment la dégénérescence graisseuse à la suite de maladies aiguës, après la fièvre jaune, après les fièvres rémittentes graves des pays tropicaux, etc., toutes maladies susceptibles d'altérer pour la vie entière la structure de cet organe, sans provoquer des phénomènes inflammatoires. Après des fièvres de cette nature, le foie ne paraît plus en état de remplir ses fonctions avec la même énergie. Peut-être l'abus des mercuriaux, longtemps continués, produit-il aussi les mêmes effets.

La fréquence du foie gras dans la phthisie permet et de constater et de suivre, pendant la vie, cette grave complication. Ainsi, quand chez un phthisique on trouve un gonflement indolent du foie sans ascite concomitante, on peut admettre une dégénérescence graisseuse de ce viscère. Les enfants sont souvent affectés de foie gras après la variole, la miliaire, le typhus, la scarlatine; la maladie alors est tout à fait indépendante de l'affection tuberculeuse. Tous ces sujets présentent une peau demi-transparente, anémique, semblable à de la cire; moins prononcée sur le tronc, cette coloration est surtout sensible à la face et sur le dos de la main. Au toucher, la peau paraît flasque, relâchée, et parfois aussi lisse que du satin. Cet état ressemble complétement à la cachexie qui persiste souvent après les fièvres intermittentes, avec dys-pepsie, diarrhée, gonflement du foie, polycholie, pyrrhosis, rapports acides, etc.

Ems se montre très-efficace contre tous ces dés-ordres. Pour ma part, j'ai eu l'occasion d'observer un grand nombre de fois des tuberculeux chez lesquels le gonflement du foie avait cessé après la cure minérale, en même temps que l'organe avait repris son volume normal. Aussi nous sera-t-il permis d'avancer que nos sources contribuent puissamment à l'amélioration de la constitution générale chez les phthisiques, et qu'elles ramènent chez eux le foie malade à son état normal (peut-être par la saponification de la graisse), en faisant cesser le catarrhe chronique de l'estomac et du duo-dénum. Ne serait-il pas possible que ces diarrhées rebelles et incurables que présentent les tuber-culeux, dépendent, en partie du moins, de la dé-générescence graisseuse du foie; dans un cas de diarrhée opiniâtre, chez un phthisique, la muqueuse intestinale n'a offert à l'autopsie aucune altéra-tion pathologique, tandis que le foie était à l'état d'infiltration graisseuse. (RILLIET.)

Lorsque la dégénérescence hépatique est consé-cutive à des maladies graves, Ems se montrera très-efficace; les malades devront faire un usage abondant de nos eaux, en boisson et en bains;

notre climat et un régime convenable aideront encore à ces heureux effets. Lorsque les accidents tiennent à une vie désordonnée, il faut avant tout un régime approprié à l'état du sujet; dans ces cas nos eaux natronées, en améliorant la nutrition et en faisant cesser les troubles digestifs, permettront aux forces, et par suite à la santé, de se rétablir.

Lorsque le foie gras repose sur une base scrofuleuse, les purgatifs violents sont à mettre de côté; une eau natronée à propriétés diluantes, comme les eaux d'Ems, est encore le meilleur moyen ici pour amener une sécrétion biliaire de bonne nature.

Dans les inflammations chroniques du foie, dans la cirrhose, la dégénérescence granuleuse, l'atrophie, nos thermes sont tout à fait contre-indiqués.

De l'emploi de l'eau d'Ems dans les affections catarrhales chroniques des yeux.

Nous avons déjà vu que les eaux d'Ems constituent un puissant modificateur dans les affections catarrhales chroniques des muqueuses; toutes les membranes de ce système étant soumises aux mêmes lois, on ne trouvera pas étonnant que nos sources exercent aussi une action salutaire dans certaines affections de la muqueuse oculaire.

Ces propriétés curatives ne sont d'ailleurs pas nouvelles; seulement elles étaient complétement tombées dans l'oubli.

En effet, une de nos sources porte le nom de *Source pour les yeux :* c'est la plus élevée de toutes; jadis des tuyaux de conduite amenaient ses eaux jusque dans la salle du Kesselbrunnen, où elles formaient un petit jet d'eau, qu'on employait comme douche chaude pour les yeux.

Toutefois il n'existe que peu de documents relatifs à l'emploi de nos thermes dans les affections oculaires catarrhales : Weigel (1627) et Wollfahrt (1715) les recommandent contre quelques maladies chroniques de l'œil; Thilenius, dans son ouvrage sur Ems (1816) et dans le Journal de

Hufeland et Harless (1817), fait connaître le résultat de ses observations et vante les bons effets de ces sources dans les affections oculaires ; seulement, comme ses devanciers, il paraît avoir beaucoup trop étendu le domaine d'action de nos thermes, domaine qu'il faut restreindre aux catarrhes chroniques de la conjonctive et à leurs suites.

Cinq observations de maladie des yeux, traitées de cette manière, m'ont permis de constater et de préciser les propriétés des eaux d'Ems : c'étaient des cas bien prononcés d'affections catarrhales chroniques avec injection considérable, avec boursoufflement, ramollissement, atonie de la conjonctive, avec sécrétion d'une matière gluante, avec excoriation et ulcération de la cornée. Dans tous ces cas nos sources se sont montrées très-efficaces.

Le traitement consista en applications topiques d'eau thermale sous forme de lotions et de fomentations, qui se répétaient généralement 3 à 4 fois par jour ; on administra aussi aux malades des douches sur les yeux avec de l'eau thermale, dont la température varia suivant les individus ; ceux-ci, selon les cas, furent en même temps soumis à une cure minérale.

Les affections oculaires catarrhales laissent très-souvent à leur suite un relâchement avec dilatation des vaisseaux ; ces conditions entretiennent une sécrétion pénible pour les malades, en même temps qu'elles prédisposent à des récidives. Chez les sujets très-sensibles, principalement chez les femmes, si dans la convalescence on n'a pas pris toutes les précautions possibles, l'œil reste souvent affecté d'une telle irritabilité que la moindre influence atmosphérique suffit pour amener des accidents incommodes; une fois qu'il n'y aura plus ni irritation ni congestion active, mais seulement hypérémie passive, on pourra joindre avec avantage à une hygiène bien entendue et au séjour dans un air pur, les lotions et les fomentations avec l'eau minérale du Kesselbrunnen; ce moyen, s'il est continué pendant un temps suffisant, ramène à son état normal la muqueuse oculaire relâchée, et rétablit l'intégrité de la conjonctive.

On a déjà recommandé, à une époque antérieure, les applications chaudes contre cette sensibilité excessive, qui persiste quelquefois si longtemps après les affectations catarrhales des yeux. FISCHER prétend même avoir réussi quelquefois, à faire cesser, par l'emploi topique de l'eau de *Tœplitz*, cette sensation de sécheresse et de pesanteur si pénible, si rebelle; or ces eaux, comme les thermes d'Ems, appartiennent aux sources alcalines.

Dans l'ophthalmie sénile des auteurs nos sources pourront certainement rendre des services signalés.

La douche oculaire administrée avec de l'eau thermale constitue encore un moyen très-énergique, préférable aux simples lotions; aussi trouve-t-on dans tous les établissements des appareils spéciaux destinés à cet usage. Ainsi tantôt, comme dans les établissements d'hydrothérapie, on n'a fait usage que d'eau froide pour donner la douche oculaire ; tantôt on a employé des eaux médicamenteuses (aromatiques, spiritueuses, minérales); HIMLY, GRÆFFE, JUNGKEN, RUETE, CHASSAIGNAC, BEDNAR, etc. ont surtout préconisé cette méthode et ont même inventé des appareils à douche, où ils employaient surtout l'acide carbonique et les eaux minérales aciduleuses gazeuses; HIMLY faisait déjà usage pour ses douches oculaires d'Eau de *Seltz*, de *Bruchhausen* ou de *Godelheim*, toutes eaux alcalines ; d'autre part encore, parmi les collyres recommandés par ARLT, dans son Traité des maladies des yeux, nous trouvons contre l'opacité de la cornée une formule avec 2 grains de carbonate de potasse pour une once d'eau distillée.

Est-il besoin d'ajouter qu'on a surtout ici le précieux avantage de pouvoir suivre pas à pas les modifications que détermine l'emploi de l'eau minérale, ce qui permet d'approprier à chaque cas toutes les conditions favorables à la guérison.

Voici donc un nouveau champ d'observations et de guérisons qui s'ouvre pour les Eaux d'Ems; elles ne resteront certainement pas au-dessous de leur réputation.

De l'emploi de l'eau d'Ems loin de la source.

L'eau d'Ems s'expédie en très-grande quantité au dehors; les deux sources du Krœnchen et du Kesselbrunnen servent surtout à cet usage; on peut aussi se faire expédier de l'eau du Fürstenbrunnen.[1]

Il est inutile d'insister sur les avantages de pouvoir se procurer de l'eau minérale, une fois que les malades sont de retour chez eux; ils se trouvent

1. *Cent* cruchons d'eau minérale, pris au dépôt, coûtent 12 florins (26 francs).

Le professeur FRESENIUS s'est assuré par l'analyse chimique de la quantité d'acide carbonique libre que renferment encore les cruchons d'eau du Krœnchen, après leur envoi au dehors. Dans *une* livre d'eau, il restait 5,29498 grains d'acide carbonique libre; si l'on y ajoute l'acide carbonique tenu en suspension, comme cela arrive ordinairement, on obtient 10,69509 grains d'acide carbonique libre. Or la quantité d'acide carbonique libre dans l'eau prise à la source s'élève à 8,32497 grains, et celle de l'acide carbonique en suspension à 13,72508 grains. On voit par là que l'eau d'Ems qui s'expédie au dehors, est encore très-riche en acide carbonique.

Quant au protoxide de fer tenu en dissolution dans l'eau, il a été impossible d'en retrouver les traces.

par là à même de continuer la cure minérale ou de la reprendre, si des accidents, qui avaient disparu, venaient à se reproduire.

On comprend aussi que toutes les malades qui font des cures à Ems en été, peuvent ainsi pendant l'hiver suppléer à l'absence des sources, et attendre le retour de la belle saison; or cette classe est nombreuse, puisqu'elle comprend toutes les affections catarrhales chroniques des membranes muqueuses.

Quant aux bains d'eau thermale, on les remplace par des bains alcalins.

D'un autre côté, il est encore un certain nombre de maladies aiguës des voies respiratoires, où l'eau d'Ems, employée loin de la source, produit des résultats remarquables.

Ainsi quel est le praticien qui n'a pas eu à rechercher par quel moyen il pourrait débarrasser promptement des malades de cette soif ardente, de cette ardeur incommode de la gorge, accidents si fréquents dans les bronchites et dans les grippes qui sévissent en hiver. Les boissons mucilagineuses, émollientes, fatiguent toujours l'estomac, sans étancher la soif et sans calmer l'irritabilité excessive de l'arrière-gorge ; les acides légers (sirop de limon, jus d'oranges, etc.) provoquent toujours de la toux : donnez de l'eau-d'Ems, coupée avec du lait chaud sucré et prise à petites gorgées, bientôt l'ardeur cédera et une diaphorèse légère annoncera la détente générale de l'économie.

Il en est de même pour l'expectoration. Une fois la période inflammatoire passée, il n'y a pas de meilleur diluant des mucosités, qui se forment et qui s'amassent dans les voies aériennes, que l'eau d'Ems en boisson, pure ou coupée avec du lait chaud; elle rend l'expectoration plus abondante et plus facile, et le malade a l'avantage d'être soumis à un remède qui le soulage sans agir défavorablement sur l'estomac, et par conséquent sans troubler la nutrition.

Les personnes qui, par état, fatiguent beaucoup leur larynx (orateurs, chanteurs, professeurs, etc.), sont sujettes, par les temps humides et froids, à voir leur voix se voiler instantanément, de manière à changer de timbre. Il suffit ordinairement alors de faire prendre pendant quelques heures, de temps à autre, *une* ou *deux* gorgées d'eau d'Ems tiéde, pour ramener la voix à son timbre naturel.

Ce moyen est surtout précieux pour les individus qui viennent des pays méridionaux, et dont le larynx est si impressionnable aux variations atmosphériques de nos climats.

Nous mentionnerons encore l'utilité de l'eau d'Ems à l'intérieur dans les diphtérites, les aphtes, le muguet, etc.; il suffit de citer ces maladies pour faire comprendre la médication qu'elles réclament.

Enfin, il est une affection, aussi grave que terrible, où les ressources de l'art sont malheureusement impuissantes pour guérir, et où tous nos efforts doivent tendre à soulager : nous voulons parler de la phthisie pulmonaire.

Sans aborder les détails du traitement palliatif que l'on peut essayer dans ces cas, nous constaterons seulement les services que l'eau d'Ems peut rendre ici. Les affections aphteuses de la bouche, si fréquentes chez les tuberculeux, cèdent sous son influence en même temps qu'il survient une amélioration dans l'état des voies digestives ; en effet l'ardeur incommode du fond de la gorge tient souvent alors à des ulcérations d'origine diphtéritique, siégeant sur les amygdales : notre eau fait cesser parfaitement ces accidents.

Mais c'est surtout pour faciliter l'expectoration qu'elle offre une précieuse ressource ; en administrant le matin aux malades, pendant qu'ils sont encore au lit, un verre d'eau d'Ems coupée de lait chaud ou d'eau gommée, on facilite ainsi la sortie des crachats qui se détachent plus facilement, qui sont moins épais, plus ténus, et les bronches peuvent se vider sans grands efforts de toux : en un mot, ce moyen aussi simple que facile à administrer permet aux malheureux patients de ne pas s'épuiser dès le commencement de la journée.

Notons toutefois que l'emploi de l'eau d'Ems ne peut avoir lieu qu'à la condition qu'il n'y ait ni tendance actuelle aux hémoptysies, ni fièvre ardente. On aura d'ailleurs un criterium toujours sûr dans les phénomènes que provoquera son emploi : si elle fait tousser, si elle augmente d'une manière fébrile l'activité circulatoire, si elle laisse un chatouillement dans la gorge, on devra la discontinuer ou diminuer les proportions d'eau minérale et augmenter la quantité de lait.

Si elle amène des stries de sang, elle est complétement contre-indiquée.

Quant à la quantité d'eau qu'on fera prendre chaque jour, cela dépend des cas individuels; de même aussi la température et la nature du mélange seront réglés chaque fois d'après les indications spéciales.

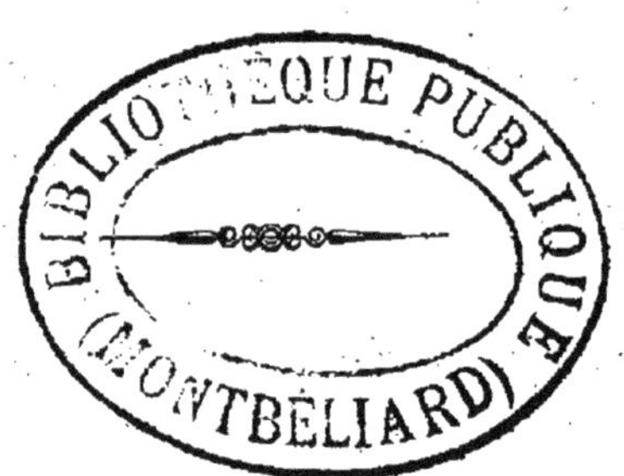